病理生理学实验指导

供临床医学、中西医临床医学、医学影像学、
医学检验技术、中医学八年制和九年制等专业用

主编 赵婷秀 何彦丽 杨巧红

上海科学技术出版社

图书在版编目（CIP）数据

病理生理学实验指导 / 赵婷秀，何彦丽，杨巧红主编. -- 上海：上海科学技术出版社，2025.3. -- ISBN 978-7-5478-7056-3

Ⅰ. R363-33

中国国家版本馆CIP数据核字第2025HD3418号

病理生理学实验指导
主编 赵婷秀 何彦丽 杨巧红

上海世纪出版（集团）有限公司
上海科学技术出版社 出版、发行
（上海市闵行区号景路159弄A座9F-10F）
邮政编码 201101　　www.sstp.cn
常熟市华顺印刷有限公司印刷
开本 787×1092　1/16　印张 4.25
字数 95千字
2025年3月第1版　2025年3月第1次印刷
ISBN 978-7-5478-7056-3/R·3210
定价：25.00元

本书如有缺页、错装或坏损等严重质量问题，请向印刷厂联系调换

编委会名单

主　编　赵婷秀　何彦丽　杨巧红
副主编　易　华　金　贺　苏俊芳　王　坤
主　审　杜标炎　苏　宁　刘爱军

编　委（以姓氏笔画为序）

王　坤　广州中医药大学
王馨苑　广州中医药大学
孔洁琛　广州中医药大学
刘坤东　广州中医药大学
关洁莹　广州中医药大学
李　明　广东药科大学
苏俊芳　广州中医药大学
吴绍锋　广州中医药大学
杨巧红　广州中医药大学
何彦丽　广州中医药大学
张小年　广州中医药大学
林锐珊　广州中医药大学
罗　惠　广州中医药大学
易　华　广州中医药大学
金　贺　广州中医药大学
胡　珊　广州中医药大学
赵婷秀　广州中医药大学
黄少伟　广州中医药大学

编写说明

病理生理学是联系基础医学与临床医学的桥梁课程,其主要任务是研究疾病发生的原因和条件、发展过程中机体的功能和代谢改变规律及其机制,进而揭示疾病的本质,为建立有效的疾病诊疗和预防策略提供理论、实验依据。

病理生理学的理论知识来源于实验研究,通过具体的实验操作、实验现象观察和实验结果分析,可以更好地验证疾病发生发展的规律,加深对理论知识的理解和记忆;通过临床典型案例或问题创设实验情境,引导学生发现、分析和解决问题的能力。调动学生学习的主观能动性,培养团队协作意识,同时在实验教学中注重临床思辨能力培养、渗透人文关怀,更好地实现全员参与的教学互动。

本教材的内容包括病理生理学实验课程介绍、动物实验的基本知识和 13 个实验项目。其中,线下实验项目 10 项(实验性热射病、实验性急性肺水肿模型的制备和防治、实验性氯气中毒性肺水肿、不同类型缺氧模型的制备及影响因素、实验性失血性休克模型的制备及抢救、实验性肝性脑病、血-脑屏障功能检测、实验性心肌梗死及早期心电图评价、空气栓塞和药物对二甲苯致小鼠耳部肿胀的影响),线上实验项目 3 项(家兔血钾异常、微循环灌流与血流动力学、不同类型缺氧大鼠的观察)。可供中医药院校临床医学、中西医临床医学、医学影像学、医学检验技术、中医学八年制和九年制等专业用。

由于编者水平有限,本实验指导的内容和文字难免会出现错漏,敬请读者多提宝贵意见,以便今后修订时改正。

《病理生理学实验指导》编委会

2025 年 1 月

目 录

第一章　病理生理学实验课程介绍…………………………………………………………… 1
　　第一节　实验课程概述………………………………………………………………… 1
　　第二节　实验教学目的………………………………………………………………… 1
　　第三节　实验课程要求………………………………………………………………… 2
　　第四节　实验报告书写………………………………………………………………… 2
　　第五节　实验考核方法………………………………………………………………… 3

第二章　动物实验的基本知识………………………………………………………………… 7
　　第一节　实验动物伦理学……………………………………………………………… 7
　　第二节　动物实验的特点……………………………………………………………… 8
　　第三节　实验动物的选择……………………………………………………………… 8
　　第四节　常用实验动物的种类、分级与性状鉴别…………………………………… 8
　　第五节　动物实验的基本操作………………………………………………………… 10

第三章　实验性热射病………………………………………………………………………… 20

第四章　实验性肺水肿………………………………………………………………………… 23
　　第一节　实验性急性肺水肿模型的制备和防治……………………………………… 23
　　第二节　实验性氯气中毒性肺水肿…………………………………………………… 25

第五章　不同类型缺氧模型的制备及影响因素……………………………………………… 28

第六章　实验性失血性休克模型的制备及抢救……………………………………………… 32

第七章 实验性肝性脑病 36
　　附：血-脑屏障功能检测 38

第八章 实验性心肌梗死及早期心电图评价 40
　　附：空气栓塞 43

第九章 病理生理学设计性实验 45
　　附：药物对二甲苯致小鼠耳部肿胀的影响 47

第十章 虚拟仿真实验：家兔血钾异常 49

第十一章 虚拟实验：微循环灌流与血流动力学 52

第十二章 虚拟实验：不同类型缺氧大鼠的观察 53

附录 病理生理学的理论课和实验课学时分配表 55

参考文献 57

第一章　病理生理学实验课程介绍

第一节　实验课程概述

病理生理学是基础医学与临床医学的桥梁课程,其主要任务是揭示在病因作用下,疾病或一些特定病理过程的功能、代谢变化的规律及其内在调控机制,为建立有效的疾病诊疗和预防策略提供理论、实验依据。病理生理学的理论知识来源于实验研究,故在教学过程中应结合教学大纲,紧扣理论教学内容,安排相应的实验教学课程。

病理生理学实验教学以动物实验为主,通过实验动物复制近似人类疾病和病理过程的模型,观察和记录实验现象(发生何种改变,即临床症状与体征),分析实验结果(为何发生变化,即临床症状与体征的发生机制),深入探讨疾病的发生发展规律(这种变化有什么意义),进行实验性治疗和预防(疾病防治的原理),进而验证课堂讲授的部分理论知识,有助于加深理解和记忆,并将获得的资料与人类疾病进行比较分析,有助于正确认识患病机体出现的各种变化,训练临床思维能力。

第二节　实验教学目的

一、知识目标

学生通过实验教学项目的具体操作,观察和分析实验结果,验证课堂讲授的理论知识,加深对理论课的理解和记忆,培养学生灵活运用理论知识分析、解决实际问题的能力,更好地做到"理论源于实践,也可以用来指导实践"。

二、能力目标

学生通过复制疾病或病理过程的动物模型,学习使用常用实验技术,观察和记录实验结果,掌握获得实验资料一致性和可靠性的基本原则;利用病理生理学课程作为桥梁课程的特点,整合生理学(正常机体的功能)、生物化学(正常机体的代谢)、病理学(患病机体的形态改变)和内科学(具体疾病的症状、体征和诊治)等相关知识,分析讨论机体的功能和代谢变化规律,解释疾病或病理过程的症状、体征及检测指标的变化机制,并撰写实验报告,培养学生勤于动手、敏于观察、科学分析和团队合作的科学研究、临床思维的能力。

三、素质目标

学生通过完成实验教学项目,养成良好的实验习惯,锻炼学生发现、分析和解决问题的能力;培养严谨认真的科研思维方法和工作作风;传递动物伦理知识,关爱生命,尊重实验动物,助力生命教育,培养学生健康的人生观和价值观。

第三节　实验课程要求

动物实验教学有明显的时间限制,学生不可能反复多次进行同一实验项目。同时,由于学生对实验操作的熟练程度不同等因素,必然会影响到实验结果,甚至直接导致实验部分成功或者完全失败。因此,动物实验教学课程建议学生应注意以下三方面。

一、实验前

（1）学生必须复习与实验有关的理论知识,预习实验指导,观看实验视频,熟悉实验目的、实验原理、实验方法（如试剂的使用剂量和方法等）、实验流程和注意事项等。

（2）提前熟悉实验观察要点,预测实验结果和实验过程中可能会发生的误差,以便及时纠正实验操作上的错误。

（3）小组成员分工合作,尽量保证实验顺利进行,全员得到基本实验技能训练。

二、实验中

（1）遵守实验室规则,保持安静和良好的实验课秩序。穿白大衣,严禁穿拖鞋、背心进入实验室;不得无故迟到或早退。

（2）清点实验材料是否齐全,如有缺失,应及时报告指导老师;爱护实验器材,节约药品和试剂。

（3）按照实验步骤,认真进行实验操作;耐心细致地观察和收集实验结果,并及时做好实验记录;实验过程中要联系理论知识进行科学思维,力求理解每个实验步骤和实验现象的意义;尽量减少对实验动物不必要的伤害。

三、实验后

（1）废弃试剂、药品和动物尸体应放于指定位置,不得随意乱丢。

（2）清洗擦净、清点并摆放整齐实验器械,保持实验台面整洁;值日生做好实验室卫生,关好门窗水电。

（3）认真整理实验数据、客观分析实验结果、总结经验教训和撰写实验报告,按时提交指导老师批阅。

第四节　实验报告书写

撰写实验报告可以培养学生团队协作、查阅相关文献、逻辑归纳、综合分析和文字表达等能力,是科学论文写作的基础,参与实验的学生要独立、认真地完成。实验报告内容力求简练,语句通顺,具有较强的逻辑性和科学性,字迹清晰,字数一般控制在 1 000 字以内,重点展示实验结果、讨论和结论部分。实验报告内容一般包括以下项目。

(1) 姓名、学号、年级专业、实验小组、实验地点、实验日期(年/月/日)、室温、指导老师等。

(2) 实验名称和实验目的。

(3) 实验人员和分工,如实验手术者、助手、记录者、汇报者等。

(4) 实验材料,包括实验动物(种类、数量、性别和体重等)、实验器材和试剂。

(5) 实验方法

1) 实验分组:介绍正常对照(空白对照或阴性对照)组、模型组和治疗组的设立方法。

2) 实验方法:可以省略或简要写出主要的步骤。如果有临时改动或调整,需要详细叙述。

(6) 实验结果:这是实验最重要的部分。学生应仔细观察,及时做好原始数据的记录、收集和整理工作,根据实验目的可以用图、表格或文字描述等方式展示实验结果,严禁弄虚作假、随意更改记录。必要时,对数据进行统计学处理。

1) 图:用图片展示器官、组织和细胞的形态学变化;用曲线图或折线图记录实验中动物的呼吸、血压等检测指标的变化趋势。

2) 表格:记录实验数据,便于相互比较分析。注意填写表内的项目和计量单位。

3) 文字描述:用文字客观描述与实验目的有关的实验现象,如一般情况,器官、组织和细胞的形态学变化等,描述时需要有时间概念和顺序。

(7) 实验讨论:根据已知的理论知识对实验结果进行讨论,分析实验结果(实验动物出现了什么变化? 为什么会出现这种变化? 这种变化有什么意义? 判断疾病造模是否成功?),论证实验目的(判断实验结果是否为预期结果),做出实验结论前的逻辑论证。若未达到预期实验结果,可以查阅相关文献分析其发生的可能原因,总结经验教训。

(8) 实验结论:这是从实验结果中归纳出的一般概括性判断,即本实验所能验证的概念、原则或理论的简明总结。结论中一般不罗列具体实验结果。

第五节 实验考核方法

实验考核采用综合评定(25%)的方法来考核,包括实验报告的完成情况(20%,见表 1-1)和实验操作考核(5%,见表 1-2、表 1-3 和表 1-4)等。

表 1-1 病理生理学实验报告评分标准

等级	实验目的、实验材料、实验方法、实验结果、讨论和结论六大项的评分标准
A	实验报告内容六大项齐全;实验结果完全正确;能灵活运用所学知识对实验结果中检测指标的变化逐一进行合理、正确地分析,条理清楚,无知识性错误;实验结论与实验目的相符
A-	实验报告内容齐全;结果完全正确;能运用有关知识对检测指标的变化逐一进行合理分析,条理清楚,但有少许错误

续表

等级	实验目的、实验材料、实验方法、实验结果、讨论和结论六大项的评分标准
B+	实验报告内容齐全;实验结果基本正确或有少数检测指标不正确,但能找出原因,做出合理解释;对检测指标的变化逐一进行分析,条理清楚,但不全面,或错误较多
B	实验报告内容齐全;实验结果大部分正确,对不正确结果缺乏合理解释,结果分析条理清楚,但错误较多
B-	实验报告内容不齐全;缺乏实验结论,结果大部分正确,对不正确的结果未作说明,仅对部分检测指标进行分析或对检测指标进行分析但条理不清,知识性错误多
C+	实验报告内容不全;缺乏实验结果分析或结论,实验结果错误多,又未作任何说明,对检测指标的分析有缺如或过于简单,错误多
C	实验报告内容严重不齐;缺乏结果分析和结论或结果分析的错误很多

说明:对于实验课动手能力强的学生,可在其报告成绩的基础上上调一个等级。而对上课违纪(如不穿工作服、不服从老师的安排、课中与同学嬉戏或高声喧哗、不认真操作和观察)的学生,视其情节轻重可降低1~3个等级;对于迟到、早退、不做清洁的学生,降低一个等级;对于照抄实验报告的学生双方各降低1~2个等级;对无故不上课或不交实验报告的学生,其实验成绩均以零分计。

表1-2 实验小鼠灌胃操作考核表

序号	考核项目(分值)	评 分 标 准	得分
1	准备(20分)	正确填写小鼠编号(5分) 正确选出所需的器材(10分) 吸取灌胃液后,排空气(5分)	
2	抓取(30分)	一次性固定好小鼠、头部无摆动(30分) 多次操作固定好小鼠、头部无摆动(10分) 多次操作固定好小鼠、头部摆动下灌胃(0分)	
3	操作姿势(10分)	操作姿势正确(10分) 操作姿势错误(0分)	
4	灌胃进针操作(30分)	灌胃液无溢出、灌胃后1分钟内仍存活(30分) 灌胃液有溢出、灌胃后1分钟内仍存活(10分) 小鼠5分钟内死亡(0分)	
5	灌胃后操作(10分)	主动清洗实验器材(5分) 主动摆放实验器材(5分)	
6	从吸取灌胃液开始计时,到灌胃结束。2分钟之内不扣分。每超过10秒总分扣10分。灌胃总耗时(　　)秒		
7	满分100分,最后得分		

表1-3 实验小鼠摘眼球取血操作考核表

序号	考核项目(分值)	评 分 标 准	得分
1	准备(15分)	正确写出小鼠编号(5分) 正确选出所需的器材(5分) EP管标记小鼠编号、放置试管架(5分)	

续 表

序号	考核项目(分值)	评 分 标 准	得分
2	抓取(15分)	一次性固定好小鼠(15分) 多次操作固定好小鼠(10分)	
3	剪胡须(10分)	按要求剪除胡须(10分) 没按要求剪除胡须(0分)	
4	取血量(30分)	取血量≥0.5 mL(30分) 取血量<0.5 mL(15分) 取血失败(0分)	
5	眼球摘取情况(10分)	一次性完整摘取(10分) 多次摘取(5分) 未完全摘取(0分)	
6	血样状况(5分)	无鼠毛、眼部组织等物质(5分) 血液洒出但无其他杂质(3分) 混有鼠毛、眼部组织等组织(0分)	
7	取血后操作(5分)	主动清洗实验器材(3分) 主动摆放实验器材(2分)	
8	小鼠处死情况(10分)	一次性处死(10分) 多次或手法不正确(5分) 未完全处死(0分)	
9	从抓鼠尾开始计时,到处死操作结束。 2分钟之内不扣分,每超过10秒总分扣10分。取血总耗时(　　)秒。		
10	满分100分,最后得分(在规定时间内,取血量最多者胜出。)		

表1-4　实验小鼠解剖操作考核表

序号	考核项目(分值)		评 分 标 准	得分
1	动物编号(10分)			
2	动物性别(10分)	□雄性　□雌性		
3	肺及气管(5分)	心脏(5分)	取出相应器官, 生理盐水清洗分离后, 放在相应的表格位置上。 正确辨认:3分 器官完整度:1分 无结缔组织残余:1分 若没有取出对应器官 或者辨认错误0分	
	肝及胆囊(5分)	胸腺(5分)		
	胃(5分)	脾(5分)		
	左肾/左肾上腺(5分)	右肾/右肾上腺(5分)		
	小肠(5分)	大肠(5分)		
	左子宫+输卵管+卵巢 或左睾丸(5分)	右子宫+输卵管+卵巢 或右睾丸(5分)		
	大脑(5分)	小脑(5分)		

续 表

序号	考核项目(分值)	评 分 标 准	得分
4	清洗实验器材(5分) 主动摆放整齐实验器材(5分)		
5	从剪开腹部皮肤开始计时,到学生示意解剖结束。12分钟之内不扣分,每超过1分钟总分扣10分。总耗时(　　　)分钟		
6	满分100分,最后得分(相同分数情况下,操作用时最少者胜出。)		

第二章 动物实验的基本知识

根据研究对象,医学科学研究可以分为临床研究和动物实验。临床研究所获取的结论虽然能直接应用于临床,但鉴于医学伦理学与人道主义的原则以及诸多条件的限制,只能在人体做一些不损害人类健康、不耽误病情、不增加患者痛苦和负担的研究。临床研究与动物实验研究有机地结合起来是现代医学研究的基本途径。

动物实验是选择合适的实验动物复制近似于人类疾病和病理过程的模型,从整体水平(神经—体液—器官—组织—细胞—分子)较全面地体现疾病的临床特征,是最能体现人类疾病特征的实验模型。实验人员通过严格控制实验条件,对实验结果进行观察、记录和整理,并与人类疾病进行比较分析,从中找到疾病的发生发展规律及其防治措施。动物实验虽然可以弥补人体疾病研究的限制和不足,但是也要注意动物与人体之间的种属差异,不能将动物实验的结果直接套用于人体,只能作为临床研究的重要参考和借鉴,必须经过临床实践检验后,方能用于人类疾病的防治。

第一节 实验动物伦理学

爱护和善待动物是人类道德文明的体现,也是人与自然和谐发展的需要。重视实验动物伦理,也可使科研结果更加客观真实。现在凡涉及动物实验的科研论文发表,都需要出示由动物伦理委员会提供的实验研究符合动物福利准可的证明。为了确保实验动物福利,英国的动物学家威廉姆·拉塞(William Russell)和微生物学家雷克斯·伯奇(Rex Burch)通过大量的调查研究,提出了科学、合理、人道地使用实验动物的理论,即"3R"原则。替代(replacement)原则:使用没有知觉的实验材料代替活体动物,或低等动物替代高等动物进行实验,获得相同实验效果的科学方法。减少(reduction)原则:使用较少量的实验动物获得同样多的实验数据。优化(refinement)原则:通过改进和完善实验程序,避免、减轻给动物造成的痛苦和伤害。"3R"原则是建立在不影响实验要求和实验结果的基础之上;若违背科学研究的目的,过分地强调"3R"原则,反对使用动物进行实验,"3R"原则也就失去了它的价值和意义。在进行动物实验时,我们建议:① 不进行没有必要的动物实验,任何动物实验都要有正当的理由和有价值的目的。② 善待实验动物。实验过程中尽量减少刺激强度和缩短实验时间,给予动物镇静、麻醉剂以减轻和消除动物的痛苦。对清醒的动物应进行一定的安抚,以减轻它们的恐惧和不良反应。凡需对动物进行禁食和禁水的实验研究,尽量在短时间内进行。③ 实验外科手术中应积极实施急救措施(如止血、麻醉等),对术后或需淘汰的实验动物实施安乐死。④ 不随意在网络上发布动物实验的照片。

第二节 动物实验的特点

（1）动物实验可以在严格控制的实验条件下，反复多次或分阶段连续观察各种疾病或病理过程的模型制备及干预；可以安乐处死实验动物，进行器官、组织或细胞改变的研究，开展多项实验指标检测，以确保实验结果的重复性、准确性和可靠性。

（2）结合实验目的，动物实验可以开展创伤或对机体有害的实验研究。

（3）动物与人类存在不同程度的种属差异，不同动物种类之间也存在着种属差异。人的主观感觉在动物实验中难以检测，动物实验的结果只能作为认识人类疾病的参考，而不能直接应用于处理人类疾病。一般将动物实验结果正式应用于临床之前，还必须进行正常人体实验（临床前实验）和临床实验阶段。

第三节 实验动物的选择

一、相似原则

为保证疾病或病理过程模型复制成功，尽可能选用近似于人类疾病和病理变化的动物模型，力求能特异性地反映疾病或病理过程的功能、代谢和结构的变化特点。

二、经济可行性

宜选用复制时间短、复制方法简单、重复性高（模型标准化）的动物模型，并符合本单位仪器设备等实际条件的检测指标。实验动物要便于管理，尽量节约人力、物力和财力。

三、选用无特定病原体动物

无特定病原体（specific pathogen free，SPF）动物是不携带常见传染病病原体的特定健康动物。尽量选用年龄（体重）相近的动物，其健康和营养状态必须良好。对性别要求不高者，实验分组时应雌雄各半；与性别有关的模型，建议选指定性别的动物。

第四节 常用实验动物的种类、分级与性状鉴别

医学实验常用的动物有小鼠、大鼠、豚鼠、家兔、猫、犬、猴和猪等，它们与人一样，都属于哺乳动物，其生理特点与人接近。不同的动物有其自身的解剖和生理特点，我们在进行动物实验研究时，需要根据不同实验目的而采用不同的实验动物。

一、常用实验动物的种类

（一）小鼠

1. 昆明（KM）小鼠　　毛色白色，体型小，温顺，繁殖力强，易于饲养、价廉等，对外来刺激极为敏感。适用于需要大量动物实验的研究，如药物筛选、半数致死量的测定、药物效价比较等。小鼠能复制多种疾病模型，如感染、缺氧、肿瘤等。病理生理学实验多采用昆明小鼠。

2. BALB/c 小鼠　　毛色白色，乳腺癌发病率低，但对乳腺肿瘤病毒敏感，对沙门菌、放射线敏感。易患慢性肺炎、自发性高血压，老年雄鼠常见心脏损害。

3. C57BL/6J 小鼠　　毛色黑色，乳腺肿瘤发生率低，化学物质不能诱发乳腺和卵巢肿瘤。用可的松可诱发腭裂，其发生率达 20%。对放射性物质耐受性强，对结核杆菌和百日咳敏感。

4. BALB/C-nu 裸小鼠　　无毛、无胸腺、裸体特征，缺少成熟的 T 淋巴细胞，而 B 淋巴细胞正常，故免疫功能欠佳，抵抗力差，易患病毒性肝炎和肺炎，可移植各种肿瘤细胞。广泛用于肿瘤研究、器官移植和免疫学研究。

（二）大鼠

大鼠抗病力强，繁殖快。其血压与人相近，且较稳定，大鼠的血压和血管阻力对药物反应敏感，是研究心血管功能的首选动物。

1. Wistar 大鼠　　毛色白色，头宽耳长，尾长小于身长，性情温顺，产仔多，生长发育快。对传染病的抵抗力强，自发性肿瘤发生率低。

2. Sprague-Dawley（SD）大鼠　　毛色白色，头部狭长、尾长接近于身长，性情稍凶猛。产仔多，生长发育较 Wistar 大鼠快。对疾病的抵抗力强，尤其对呼吸道疾病的抵抗力强，对性激素敏感。常用作营养学及内分泌系统的研究。

（三）豚鼠

豚鼠身型短粗，头大身圆，耳朵、四肢短小，无尾或只有尾巴的残迹。对组胺非常敏感，易致敏，常用于平喘药和抗组胺药的研究；豚鼠血清补体丰富而稳定，是免疫学实验中补体的重要来源；对结核杆菌敏感，是抗结核药的实验研究的最佳动物。此外，因其听觉发达，对声波敏感，常用于听觉和内耳疾病的研究。

（四）家兔

常用日本大耳白兔，纯白，头型方长。性情温顺、胆小易惊，喜安静，易饲养，抗病力强，繁殖率高。家兔的耳大血管清晰，便于注射给药及采血。可用于检测药物对皮肤、心脏、血压、呼吸以及肠系膜微循环等的影响，也是眼科研究中最常用的动物。

二、实验动物的分级

根据实验动物微生物控制标准，可分为四级。

（一）一级即普通动物

要求排除人畜共患病的病原体和极少数的实验动物烈性传染病的病原体，没有可能传染给人的疾病。

（二）二级即清洁动物

动物应在一般实验动物室内繁殖饲养，种系清楚，不杂乱。要求排除人畜共患病及动物主要传染病的病原体。

（三）三级即无特定病原体动物

除了达到二级标准外，均按纯系要求繁殖，隔离饲养。有一些不致病的细菌丛，没有各种致病的病原体。

（四）四级即无菌动物

四级即无菌动物（germ-free animals，GF）是指在全封闭条件下饲养的纯系动物，不带有任何用现有办法可检出的微生物。

三、动物健康状态的判定

健康动物喜活动，喜吃食，发育良好，肌肉丰满，反应灵活。眼睛明亮，瞳孔清晰，结膜不充血。皮毛柔软光泽，皮肤无破损和感染。腹部不膨大，无腹泻（肛周无稀便或分泌物）。

四、动物的性别辨认方法

见表2-1。

表2-1 哺乳类动物的性别辨认方法

性别	体型	性征	其他
雌性	体小，躯干后部较发达	乳头较明显	肛门和外生殖器距离较近
雄性	体大，躯干前部较发达	生殖孔有性器官突起，有时见睾丸	肛门和外生殖器距离较远

第五节 动物实验的基本操作

一、实验动物的标记

（一）鼠类

采用双色涂染法，常用苏木素染料（蓝色）标记作为个位数，顺序从左到右、从上到下，如左前肢为1号、左部腹部为2号、左后肢为3号，以此类推；用伊红染料（红色）作为十位数标记，方法

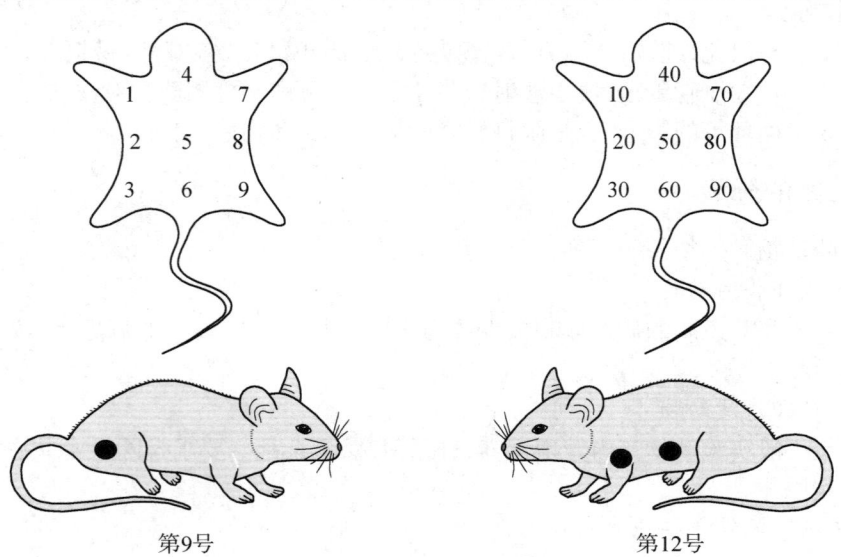

第9号　　　　　　　　　第12号

图2-1 双色涂染法标记

参照个位标记法,即左前肢为10号等,第100号不做标记。如标记第12号实验动物,在其左前肢涂伊红,左侧腹部涂苏木素即可(图2-1)。双色染色法可标记100位以内的号码。

(二)家兔

采用黑色记号笔在兔耳反面写号码。若记号模糊,可及时补涂。

二、实验动物的捉拿和固定

(一)小鼠的捉拿和固定

捕捉小鼠时要提防被其咬伤手指。先以右手抓住鼠尾并提起,放在粗糙台面上(如鼠笼笼盖上),在其向前爬行时,左手拇指和示指抓住小鼠两耳后项背部皮肤,将鼠体固定在左手掌中,环指及小指按住鼠尾部,保持小鼠头部不能自由转动(图2-2),右手即可进行其他实验操作。

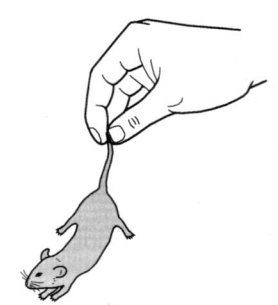
A. 右手抓住并提起鼠尾

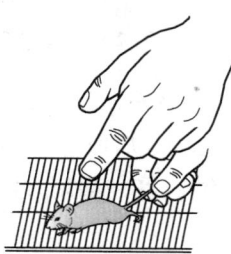
B. 置小鼠于鼠笼盖上

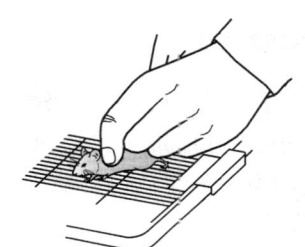
C. 左手抓住小鼠两耳后的项背部皮肤

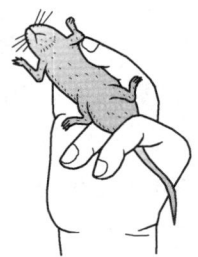
D. 将鼠体置于左手手心以固定小鼠

图2-2 小鼠的捉拿及固定示意图

(二)大鼠的捉拿与固定

大鼠的牙齿尖锐锋利,抓取不当时易咬伤操作者,故应佩戴棉纱手套。先用右手将鼠尾提起,放在粗糙台面上,向后轻拉鼠尾使其不动,再用左手拇指和示指捏住头颈部皮肤,其余三指和手掌固定鼠体(图2-3),使其头、颈、腹部呈一条线。右手即可进行其他实验操作。

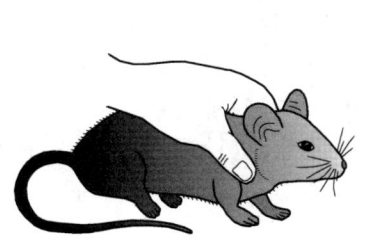

图2-3 大鼠的抓取方法

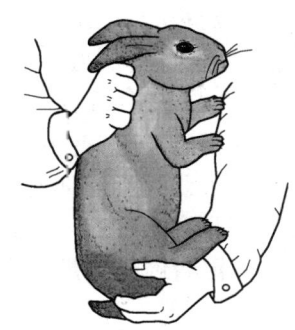

图2-4 家兔的捉拿方法

(三)家兔的捉拿和固定

家兔性情温顺,较易捕捉,但也应避免被其抓伤。先用右手抓住家兔项背部的皮毛,轻提动物,再用左手托住其臀部,使兔重量主要落于左手上(图2-4),切忌用手抓提兔耳、拖拉四肢或提拿腰背部。

（1）家兔盒式固定法：操作者用双手抓住家兔背部皮毛将其放入家兔固定盒内，将兔头卡在凹槽内（使其不能缩回盒内），盖好盒盖并扣紧。这种固定方法适合耳缘静脉注射、采血和兔颅脑实验操作等（图2-5）。

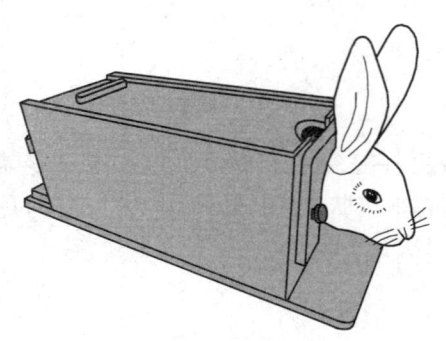

图2-5 家兔盒式固定法

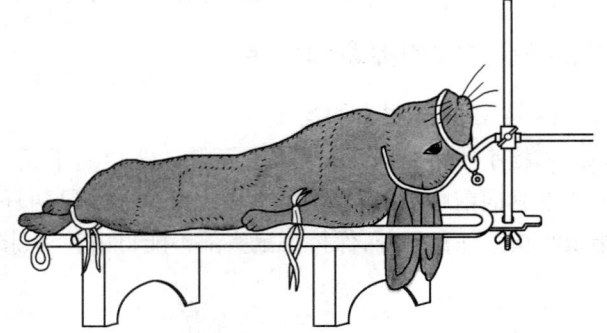

图2-6 家兔的台式固定法

（2）家兔台式固定法：家兔麻醉后，操作者用四条宽布条做成活套，分别套在家兔四肢的腕和踝关节上方，抽紧布条后将兔仰卧于兔手术台上；先固定后肢、再固定前肢，使家兔身体尽量伸展，用粗棉线将家兔上门齿固定在兔台头端（图2-6）。这种固定方法适用于检测家兔血压、呼吸和进行颈、胸、腹部等手术操作。

三、实验动物的给药途径和方法

（一）经口给药法

1. 口服法　将药物溶于饮水或放入饲料中，由动物自由摄取。该法简单但不能准确测量动物的摄入量。

2. 灌胃法　灌胃前动物禁食不禁水12~16小时，小鼠每次灌胃容量0.1~0.2 mL/10 g，不超过0.4 mL/10 g，最大为每只1 mL。灌胃时注意选用不同型号的灌胃针头，其顶端小球的直径应大于所用动物的气管直径，以免药物灌入肺内。操作时，一手抓取小鼠，使其头部和躯干伸直并呈与地面垂直体位；另一手将灌胃针头从小鼠的嘴角进入，压住舌头，抵住上颚，沿咽后壁徐徐插入食管下段（图2-7）。遇有阻力时，可轻轻上下滑动，不可强行插入，待小鼠吞咽时贲门肌肉松弛，当感觉阻力消失有落空感时，即表明针头已进入胃内；如动物强烈挣扎，进针阻力很大或呼吸困难，可能是插入气管内，此时不可硬往里插，须立即退出针头重插。各种动物一次灌胃耐受的最大容量见表2-2）。

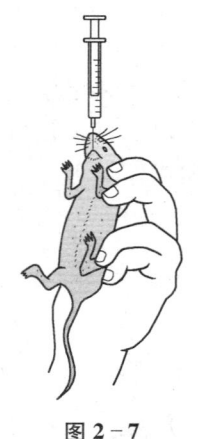

图2-7 小鼠灌胃示意图

表2-2　各种动物一次灌胃能耐受的最大容量

动物种类	动物体重（g）	灌胃最大容积（mL）
小鼠	20~24	0.5
	25~30	0.8
	>30	1.0

续表

动物种类	动物体重(g)	灌胃最大容积(mL)
大鼠	100~199 200~249 250~300 >300	3.0 4.0~5.0 6.0 8.0
豚鼠	250~300 >300	4.0~5.0 6.0
家兔	2 000~2 400 2 500~3 500 >3 500	100 150 200

（二）皮下注射

用拇指和示指捏起背部皮肤，将注射针头刺入皮下，稍微摆动针头。若能摆动，表示针尖在皮下，可进行注射。每只小鼠皮下注射不超过 0.5 mL。

（三）腹腔注射

一手固定鼠，使腹部朝上，头部放低（避免刺破肝脏），另一手将针头放在右下腹部腹正中线旁开 0.5 cm 处，朝头方向刺入皮肤（图 2-8），针头与皮肤呈 30°角穿过腹肌进入腹腔（有落空感），回抽无血液、尿液或肠液等（避免药液注入肠腔或膀胱），即可缓慢推注药液，之后轻轻旋转出针，以免液体漏出。小鼠腹腔注射剂量为 0.1~0.2 mL/10 g，每只不超过 0.5 mL。大鼠腹腔注射剂量<2 mL/100 g。

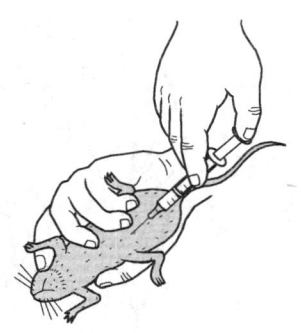

图 2-8　小鼠腹腔注射示意图

（四）肌内注射

一般选择后肢外侧股部肌肉。注射时将针头与肌肉呈 60°角刺入，回抽无血，即可注入药液。

（五）静脉注射

鼠多选择尾静脉或舌下静脉注射，家兔多采用耳缘静脉注射。

1. 鼠尾静脉注射　鼠尾静脉有 3 根（图 2-9），左右两侧静脉易固定而常用，背侧静脉的位置容易移动而不采用；腹侧是一根动脉。用固定器固定好动物，露出鼠尾。用 75% 乙醇或二甲苯棉球擦拭尾部，使其血管扩张并使表皮角质软化。左手拇指和示指捏住鼠尾根部左右两侧，使静脉充盈，中指从下面托起鼠尾，环指和小指夹住鼠尾末梢（图 2-10）。尽量从远心端进针，以便反复注射，用 4 号针头与血管走向平行刺入。当针头进入顺利而无阻时，固定好针头。注射完毕后，取棉球轻压注射部位，使血液和药液不致流出。尾静脉一次注射量为 0.05~0.1 mL/10 g。

2. 鼠舌下静脉注射　先麻醉动物，再将舌拉出，即可行静脉注射。

3. 兔耳缘静脉注射　兔耳内缘静脉因位置较深不易固定，一般不使用。其外缘静脉（图 2-11）表浅、易固定而常用于静脉注射。注射时先拔去注射部位的被毛，用手指弹动或轻揉兔耳，使静脉扩张充盈。左手示指和中指夹住静脉近心端（靠近耳根部）以阻止静脉回流，拇指和小指绷紧静脉的远心端（靠近耳尖部），环指垫在下面。右手持注射器尽量从静脉的远心端刺入血管(以便为后继注射留有余地)，并沿血管平行方向前推0.5~1.0 cm,移动拇指于针头上(图2-12),用拇指和中指固定针头以防滑脱，缓缓注入药液。

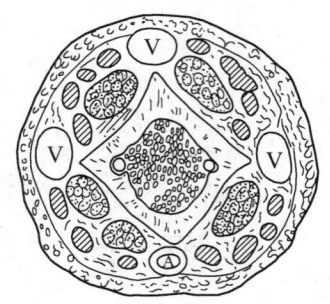

图2-9 小鼠尾部血管分布(A表示动脉,V表示静脉)

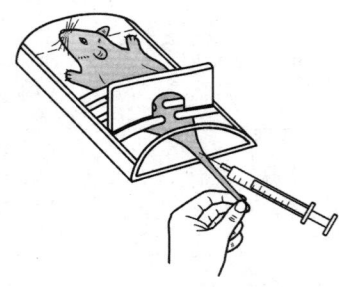

图2-10 鼠尾静脉注射示意图

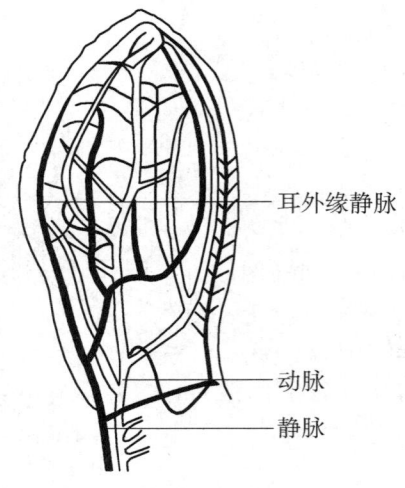

图2-11 家兔耳部血管分布示意图

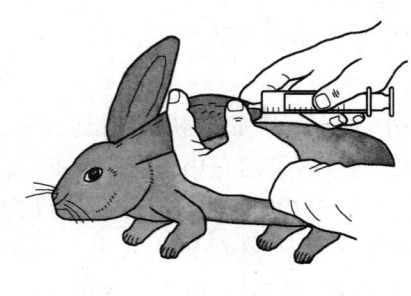

图2-12 兔耳静脉注射方法

若推注顺利无阻力，表明药液在血管内。若有阻力或注射部位皮肤发白隆起，表示针在皮下，将针头稍稍退回，再往前端刺入重复注射。注射完毕后拔出针头，用手指或棉球压住针眼片刻止血。

附：动物及人之间药物等效剂量的换算(按千克体重换算)

已知动物A每千克体重用药剂量，如计算动物B每千克体重用药剂量时，从表2-3查出换算系数，再按公式进行计算：动物B用药剂量(mg/kg)=系数×动物A用药剂量(mg/kg)。

表2-3 动物及人之间药物等效剂量的换算系数表

	大鼠(0.2 kg)	豚鼠(0.4 kg)	兔(1.5 kg)	人(60 kg)
小鼠(0.02 kg)	1.40	1.60	2.70	9.01
大鼠(0.2 kg)	1.00	1.14	1.88	6.25

	大鼠(0.2 kg)	豚鼠(0.4 kg)	兔(1.5 kg)	人(60 kg)
豚鼠(0.4 kg)	0.87	1.00	1.65	5.55
兔(1.5 kg)	0.52	0.60	1.00	3.30
人(60 kg)	0.16	0.18	0.30	1.00

四、实验动物的麻醉

（一）全身麻醉

1. 乙醚吸入麻醉法　乙醚是无色、易燃易挥发、具有刺激气味的吸入性麻醉剂,通过抑制中枢神经系统使肌肉松弛,适用于各种动物的短时间手术。一般将乙醚蘸在棉球上放入玻璃罩内,20~30秒后罩内的动物就可以进入麻醉状态,麻醉时间维持2~5分钟。也可以用盛有乙醚棉球的广口瓶内置于动物口鼻处,保持麻醉。有条件的,可以用麻醉呼吸机进行麻醉。乙醚的麻醉量和致死量差距大,安全度也大,麻醉后动物苏醒较快。其缺点是对呼吸道黏膜有强烈的刺激性,易使呼吸道分泌物增加引起窒息,故在乙醚吸入麻醉时必须有人照看,以防麻醉过深。

2. 注射麻醉法　麻醉药物多采用乌拉坦(urethane)。乌拉坦对肌肉松弛的效果较好,对呼吸抑制作用小,可用作小动物的深度麻醉。乌拉坦在低温下易结晶,可加温溶解配成20%乌拉坦溶液,采用静脉、腹腔注射、皮下、肌内或直肠灌注(家兔用药剂量为5 mL/kg,小鼠0.1 mL/10 g),一次给药可以维持2~4小时。

全身麻醉过程中注意观察以下四个表现。① 呼吸:呼吸规则且平稳,表明已达到麻醉深度。若呼吸加快或不规则,说明麻醉过浅。若呼吸明显变慢且以腹式呼吸为主,说明麻醉过深。② 反射:动物角膜反射存在但迟钝,说明麻醉程度合适。若角膜反射仍然灵敏,说明麻醉过浅;若角膜反射消失伴瞳孔散大,说明麻醉过深。③ 肌肉张力:全身肌肉松弛,表明麻醉合适;若肌张力亢进,说明麻醉过浅。④ 皮肤夹捏反应:用止血钳夹捏动物皮肤,若反应消失,表示麻醉程度合适;若反应仍然灵敏,表示麻醉过浅。

推麻醉药时,总药量的前1/2推注可稍快,后1/2剂量的推注宜稍缓慢。在麻醉过程中,操作者要密切观察动物麻醉程度。当呼吸规则且平稳,角膜反射迟钝,头颈及四肢肌肉松弛,皮肤夹捏反应消失,即停止麻醉。麻醉过浅或实验过程中动物逐渐醒来,出现挣扎、呼吸急促或鸣叫等反应时,应追加麻醉药,但一次不宜超过原剂量的1/5(注意:不可盲目追加麻药,以免麻醉过深而抑制呼吸心跳中枢,导致动物死亡)。待动物安静和肌肉松弛后,继续进行实验操作。

（二）局部麻醉

常配成1%盐酸普鲁卡因溶液,在手术部位皮下注射作浸润麻醉,注射剂量随所需麻醉的范围而定。注射时将针头沿切口方向刺入皮下,回抽无血。一边注射,一边推进针头,直至切口全部浸润。

五、去除实验动物被毛

去除被毛是实验动物手术视野的备皮环节之一,去除被毛过程中,尽量不要损伤皮肤的完整性。

(一) 剪毛法

固定动物,先湿润手术部位的皮毛(以免四处飘散),再用弯剪贴紧皮肤剪毛;不可用手提起被毛,以免剪破皮肤;剪下的毛集中收纳。

(二) 拔毛法

兔耳静脉注射时,常用拇指和示指将局部被毛拔除。同时,也可以使血管扩张。

(三) 脱毛法

用化学药品配成的脱毛剂将动物局部被毛脱去。

六、实验动物的安乐死

当实验结束或无法继续时,为尽早终止动物的痛苦,需要对动物实施安乐死。安乐死是以科学人道的理念和方式,迅速导致动物丧失意识,心跳和呼吸停止,最终导致大脑功能丧失,以求最大程度减轻动物在失去意识之前承受的生理和心理痛苦。选择安乐死方法可以根据动物种类和实际需要予以选择,操作时注意安全、简便,对实验结果无影响。

(一) 颈椎脱臼法

这是小鼠最常用的安乐死方法。操作者用右手抓住鼠尾根部并将其提起,放在鼠笼盖或其他粗糙面上,用左手拇指和示指(或用镊子)稍用力向下按住鼠头颈部,右手抓住鼠尾根部向后拉,双手同时发力,可以感觉到颈椎断开(脊髓与脑干断离),动物即刻死亡。对于体重>125 g的大鼠应结合麻醉使用。

(二) 过量麻醉法

1. 吸入过量乙醚致死　先将浸润乙醚的棉花或纱布放入密闭的干燥玻璃容器内,再将实验动物放入,数分钟后动物因吸入过量挥发性麻醉药物导致中枢神经过度抑制而死亡。

2. 注射过量麻醉药致死　可静脉或腹腔注射非挥发性麻醉药,麻醉药量为深度麻醉剂量的3倍以上。

(三) 深度麻醉后放血

常用于深度麻醉状态下的实验动物的股动脉、颈动脉、腹主动脉剪断或剪破和刺穿实验动物的心脏放血,导致急性大出血性休克而死亡。

(四) 二氧化碳吸入法

先将二氧化碳灌入密闭的透明容器中,再将动物放入。动物逐渐丧失意识后,继续通二氧化碳2分钟以确定动物死亡。

(五) 空气栓塞法

向实验动物的静脉注射一定量的空气,空气随血流到达右心,因心脏搏动搅拌空气与血液混合形成具有压缩性和弹性的泡沫血,阻碍静脉回流和右心向肺动脉输出血液,造成严重的循环衰竭而致实验动物死亡。空气栓塞法用于动物安乐死,必须先将动物麻醉以减少其痛苦。一般家兔的注入空气量为10~20 mL。

实验动物死亡的判定为动物无呼吸、脉搏,用听诊器听诊或触摸胸腔心脏部位无心跳持续5分钟以上,角膜反射消失,瞳孔散大,各种神经反射消失。满足以上条件可以判断动物死亡。

七、实验分组

当我们研究一个处理因素(如致病因素或施加药物等)对机体的影响,必须与未受这个处理因素作用的机体对照。在严格单因素条件下,设置对照不仅可以区分正常与病理两类状况,更便于比较、观察模型组的指标变化,使实验结果更稳定,减少各种干扰因素的影响。设置对照的方法通常有以下三种。

（一）同体（自身）对照

在同一实验动物观察给予处理因素前、后的检测指标的变化。优点是能排除个体生物差异,但不适用于在同一实验动物多次进行实验和观察。

（二）异体对照

设给予处理因素的动物为模型（实验）组,同时设置健康和生理情况（如年龄、性别、体重等）相近的同种动物作为正常对照组。模型组与正常对照组除了处理因素不同外,其他实验条件等都相同。这种对照可以是不给任何外加因素的正常条件下的正常对照;用生理盐水对照;用助溶剂或辅料或安慰剂对照;给予假手术处理的假手术对照。

（三）不完全对照

与参考资料或其他已发表的实验结果进行对照。

八、检测指标

病理生理学实验教学中多以急性动物实验为主,选用的检测指标要具有客观性、特异性和重现性等,不宜太多。实验指标之间应该具有相互内在联系,分析实验数据时要结合实验条件和现象,与对照组的相应指标进行综合比较分析。常用的检测指标可以分为以下三种。

（一）功能性指标

如体重、体温、呼吸、心率、血压、心电图及全身状况等,见表2-4。

（二）代谢性指标

如血液酸碱度和血液气体含量等的测定,见表2-4。

表2-4 常用实验动物的检测指标

检测指标	小鼠	大鼠	豚鼠	家兔
体重（kg）	0.018~0.022	0.18~0.22	0.45~0.70	1.8~2.2
体温（℃）	36.5~38.7	37.5~39.5	38.3~38.9	38.5~39.5
呼吸（次/分）	136~216	100~150	66~120	50~90
心率（次/分）	400~600	324~400	297~350	150~304
血压（mmHg）	95~125	100~120	75~90	90~130
血红蛋白（g/L）	100~190	120~170	110~165	80~150
红细胞（10^{12}/L）	7.7~12.5	5.3~11	5	4.0~6.4
总血量占体重%	7.8	6.0	5.8	7.2
血液pH	7.31~7.43	7.30~7.44	7.35~7.45	7.31~7.42
PaO_2（mmHg）	80~100	80~100	80~100	80~100
$PaCO_2$（mmHg）	35~45	35~45	35~45	35~45

（三）形态结构指标

根据器官、组织和细胞的形态结构变化,判断病理变化是否存在。如根据肺组织的形态变化判断肺水肿的发生,用微循环观测显微系统观察失血性休克时实验动物肠系膜微循环的变化情况等。

九、小鼠的解剖步骤

将小鼠尸体的腹面向上,四肢固定于小鼠解剖板上,用湿布擦湿被毛。用镊子在外生殖器稍前处提起皮肤,沿腹中线向上剪开皮肤,直至下颌底。器官取出顺序一般先腹腔后胸腔。

(一)腹腔器官

取出腹腔器官的顺序一般是脾脏、胃、小肠、大肠、胰腺、肝胆和肾上腺及肾脏等。

脾脏位于胃的后下方,呈红褐色长椭圆形,用镊子轻轻提起脾脏,用眼科剪剪断周围结缔组织。胃分为半透明状的贲门部和不透明的幽门部,在食管和贲门部做双重结扎,中间剪断。用镊子提起胃贲门部,一边牵拉一边剪断周围结缔组织,依次取出小肠(十二指肠、空肠和回肠),动作要轻柔,以免拉断肠管。盲肠近端为小肠和大肠(盲肠,结肠、直肠)分界线,直肠进入盆腔,开口于肛门。胰腺靠近胃大弯和十二指肠,呈淡黄色,不易与脂肪组织区分,可以将胰腺连同周围的脂肪一起取出(胰腺浸入10%甲醛溶液数秒后变硬呈灰白色,而脂肪不变色)。横膈膜下可见暗红色的肝脏以及与其毗邻的黄绿色胆囊。

腹腔背壁左右两侧各有一豆形的肾脏,右肾比左肾的位置略高,肾脏上方有淡红色的肾上腺。肾的内缘凹陷处(即肾门)发出输尿管,通入膀胱,膀胱开口于尿道。用镊子将肾脏、肾上腺和输尿管一并取出,不要损伤膀胱,以免尿液外溢。雌性小鼠尿道开口于阴道前庭,雄性小鼠尿道通入阴茎开口于体外。

雄性小鼠有1对睾丸,椭圆形,成熟后坠入阴囊。雌性小鼠的腹腔背壁两侧肾脏后方各有1个卵巢,近似蚕豆形。输卵管1对,盘绕紧密包围着卵巢。输卵管后端膨大部分为子宫角,子宫角和子宫体呈"Y"字形。

(二)胸腔器官

用镊子夹住胸骨剑突,剪断膈肌周边的肌性部。提起胸骨,分别剪断胸椎两侧的肋软骨(注意剪刀应尽量贴着胸内壁,勿将肺组织损伤)。将胸壁向两侧展开固定,即可打开胸腔。观察胸腔内器官:气管后行进入胸腔后分为两支分别通入两肺,在气管分支部位上方结扎气管,左肺1叶(左叶)、右肺4叶(右上叶、右中叶、右下叶和右后叶)分别位于胸腔两侧,呈海绵状。两肺之间可见略呈倒圆锥形的心脏,心尖偏左。幼鼠心脏上半部为淡粉色的胸腺覆盖,成年及老年鼠的胸腺因被脂肪组织代替而呈白色。食管呈扁管状,位于气管背面,后行穿过横膈膜与胃贲门相接。

十、术后皮肤连续缝合

连续缝合是指用一根缝线连续缝合整个伤口,其优点是缝合操作省时、节省缝线。

操作者左手持镊子固定或提取需缝合的组织,右手拇指与环指套入持针钳环把内,示指扶在持针钳的前端以增加稳定性(图2-13),用持针钳的尖夹住缝针的中、后1/3交界处为宜。针尖对准进针点,顺着缝合针的弧度刺入组织内,经组织的深面到达对侧相应点穿出,用镊子固定缝合针针头,再用持针钳夹住针体,顺针的弧度拔出缝针和带出缝线。缝合的第一针打结后,继而连续缝合整个创口,缝合的最后一针将重线尾拉出留在对侧,形成双线与重线尾打结

(图2-14)。注意：同一侧进针，同一侧出针；打结时记得留回头线；剪断缝线时不要剪掉线结。

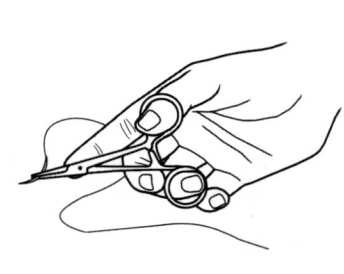 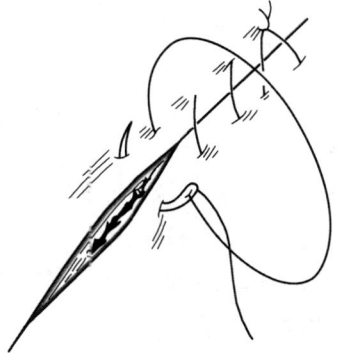

图2-13　持针钳的握法(指套法)　　　图2-14　连续缝合示意图

第三章 实验性热射病

【课程导入】

案例摘要：早上8点，幼儿园小朋友吴某活蹦乱跳地跳上校车前往幼儿园，从此便没了消息……下午5点多，躺在校车内的吴某被发现已经没有了呼吸，脸色发青，全身衣服湿透。吴某被遗忘在闷热的校车内长达8个多小时。请结合疾病发生发展中"损伤与抗损伤并存"的规律，解释患儿的临床表现。

【实验目的】

（一）知识目标

掌握疾病（热射病）模型的制备方法，观察在病因（高温）的作用下，机体（小鼠）内稳态调节紊乱而导致的异常生命活动，分析、讨论疾病（热射病）的发生机制、体征变化意义和临床诊治原则。

（二）能力目标

掌握小鼠相关的实验操作技术，锻炼学生勤于动手、敏于观察的实验操作技能；结合实验结果，培养学生的科学研究能力；结合临床案例，培养学生的临床思维能力。

（三）素质目标

培养学生团队合作精神、严谨的科研态度，提高学生综合运用知识发现问题、分析问题和解决问题的能力，树立学以致用的观念。

【实验原理】

疾病是在一定病因作用下，机体内稳态调节紊乱而导致的异常生命活动。病因是引起疾病必不可少的、赋予疾病特征或决定疾病特异性的致病因素。疾病发生发展过程中存在一些共同规律，如内稳态失衡、损伤与抗损伤并存、因果交替以及局部与整体关联。疾病发生发展过程中，对损伤做出抗损伤反应是生物体维持生存的必要条件。损伤与抗损伤反应的斗争及其力量对比，常常影响疾病的发展方向和转归（康复或死亡）。损伤与抗损伤之间无严格界限，可以互相转化。在疾病的防治中，应该尽量支持和加强抗损伤反应，减轻和消除损伤反应，同时还要预防抗损伤反应向损伤反应转化。

【实验材料】

（一）实验动物

昆明小鼠，雄性，4~6周龄、18~22 g。2只/实验小组。

（二）实验器材

电子秤，温度计，体温计或体温枪，广口瓶（带双口胶塞），恒温水浴锅，不锈钢碗，黑色记号笔，小鼠灌胃针，棉签，小方巾。

（三）实验试剂

凡士林，75%乙醇，生理盐水。

【实验方法】

(一) 捉拿与固定

先用一手(右手)抓住小鼠尾部(约后 2/3 与 1/3 交界处)并提起,放在粗糙的桌面或鼠笼盖上,在其向前爬行时,用另一手(左手)的拇指和示指沿其背向前,抓住其耳后颈部皮肤,将鼠体翻置于左手掌心中,拉直后肢,环指和小指夹住鼠尾即可。务必保持小鼠头部不能自由转动,提防被其咬伤手指。

(二) 检测指标

1. 体重 天平称清零后,用手提起小鼠尾部,放在天平秤上,记录小鼠体重。
2. 肛温 用涂以凡士林的体温计从肛门插入小鼠直肠,深度约 1 cm,测量时间 5 分钟。
3. 呼吸频率 待小鼠安静后,用腹腔搏动来计算呼吸频率(每次 15 秒),测 2 次,取其平均值并记录。
4. 一般状况 观察小鼠的耳、嘴、脚趾等处的血管扩张状况(淡红或发绀)、毛发(平滑或竖立、干燥或湿润等)及活动度(活跃、烦躁不安、乱窜、抽搐、安静、死亡等)情况并记录。

(三) 疾病模型制备及救治

将广口瓶置于温水盆中均匀受热,待水温升至 60℃,瓶内温度升高至 38℃时,将小鼠引入广口瓶内,盖紧瓶塞开始计时,观察小鼠在瓶内活动状况(与放入高温广口瓶前比较);当小鼠出现局部或全身痉挛时(在高温环境中作用 6~10 分钟),立即将小鼠从瓶内倒出,观察其康复情况。

另取小鼠 1 只,重复上述实验操作,观察小鼠在广口瓶内出现痉挛直至死亡后,再将小鼠从瓶内倒出。

分别记录并比较 2 只小鼠在室温、脱离高温和脱离高温 10 分钟后的各项指标变化,在高温环境中出现痉挛和死亡的时间。

(四) 实验结束

动物尸体放到指定位置,做好实验桌面卫生。

【注意事项】

(1) 捉拿小鼠时要小心,以免咬伤;如有咬伤尽量挤出伤口处的血液,并涂以碘酒消毒。
(2) 汞蒸气有毒,甩体温计时请务必避开实验台或人,以免碰碎;如有破损,请立即联系实验员用硫黄粉覆盖散落的汞;实验结束后,请清洁体温计。
(3) 测肛温时,每次插入肛门的深度要相同,以免影响其准确性。
(4) 注意观察、区分小鼠挣扎与痉挛的不同。

【实验结果】

动物编号	体重(g)			肛温(℃)			呼吸(次/15 秒)			出现痉挛/死亡的时间	转归
	室温	高温	10 min	室温	高温	10 min	室温	高温	10 min		
1											康复
2											死亡

【实验讨论和结论】

(1) 结合实验结果,从损伤和抗损伤并存、因果交替的规律,分析热射病的病因、发病机制及转归(康复或死亡)?

(2) 哪些因素可以促进热射病的发生发展?

(3) 请结合实验室条件,设计和实施实验性热射病的抢救方案。

(4) 请以"感恩实验动物"为主题,谈谈你对实验动物的认识。

第四章 实验性肺水肿

第一节 实验性急性肺水肿模型的制备和防治

【课程导入】

案例摘要：患者,女,19岁。青霉素皮试时出现头昏眼花、心悸胸闷等过敏症状,迅速给予肾上腺素2 mg心内注射,患者感心悸更甚,在三角肌部位再注射肾上腺素8 mg。患者出现神志模糊,呼吸困难,口唇发绀,咳粉红色泡沫样痰。请分析患者为什么会出现呼吸困难、口唇发绀、咳粉红色泡沫样痰？

【实验目的】

（一）知识目标

掌握实验性急性肺水肿模型的制备方法,观察在注射大剂量去甲肾上腺素后,家兔一般情况和肺组织的形态学变化,探讨肺水肿的发生机制,解释临床表现并讨论其治疗原则。

（二）能力目标

掌握小鼠相关的实验操作技术,锻炼学生勤于动手、敏于观察的实验操作技能；结合实验结果,培养学生的科学研究能力；帮助学生理解临床严格计算用药剂量的重要性,从而为临床实践提供指导和参考。

（三）素质目标

培养学生发现问题、分析问题和解决问题的能力,训练学生的逻辑性和系统性思维能力。开展实验动物术后缝合,培养学生关爱生命、尊重实验动物的行为,助力生命教育。

【实验原理】

肾上腺素（epinephrine）主要激动α和β受体,其作用与靶器官中肾上腺素受体亚型的分布等因素有关,临床上多用于心脏骤停、过敏性疾病等。去甲肾上腺素（norepinephrine，NE）为常用的血管活性药物,激动α受体作用强大（对α_1和α_2受体无选择性）,对β受体作用较弱（对心脏β_1受体作用较弱,对β_2受体几乎无作用）,临床应用仅限于早期神经源性休克、嗜铬细胞瘤切除后或药物中毒时的低血压。

本实验通过腹腔注射大剂量去甲肾上腺素,使血液由体循环急速转移到肺循环,肺毛细血管流体静压和左心房压力突然升高,致使液体进入肺组织间隙及肺泡而发生肺水肿,甚至出血。肺水肿是临床上较常见的一种病理过程,其发生后,可以降低肺的顺应性、减少肺泡气血交换面积、增加气体的弥散距离,导致动脉血氧分压降低,出现进行性呼吸困难、发绀、口鼻流出粉红色泡沫样痰等症状,双肺听诊可闻及湿性啰音。肺水肿的发病率高,预后差。积极预防、及时诊断和正确治疗,才能挽救患者宝贵的生命。

【实验材料】

(一)实验动物

昆明小鼠,雄性,4~6周龄、18~22 g。2只/实验小组,全班共用1只正常小鼠作为对照。

(二)实验器材

电子秤,分析天平,小鼠解剖板,不锈钢碗,黑色记号笔,棉签,1 mL注射器,培养皿,玻璃分针,直剪,眼科剪,眼科镊,弯止血钳,吸水纸,细棉线,持针器及皮肤缝合针线,小鼠灌胃针。

(三)实验试剂

重酒石酸去甲肾上腺素注射液(2 mg/1 mL),呋塞米(10 mg/1 mL),生理盐水。

【实验方法】

(一)实验分组

1. 正常对照组　腹腔注射生理盐水(0.4 mL/20 g)。

2. 模型组　腹腔注射去甲肾上腺素注射液(0.4 mL/20 g)。

3. 治疗组　选择下列治疗方案,或自行设计。

(1)腹腔注射去甲肾上腺素注射液(0.4 mL/20 g)后,立即用呋塞米注射液灌胃(0.4 mL/20 g)。

(2)腹腔注射去甲肾上腺素注射液(0.4 mL/20 g)后,立即用呋塞米注射液腹腔注射(0.4 mL/20 g)。

(3)根据实验室条件,自行设计并实施抢救方案,并判断救治措施是否有效。

应该注意的是,小鼠每次灌胃容积不超过0.4 mL/10g,最多为1 mL/只。按照人与动物之间的用药剂量换算:小鼠用药的等效剂量(mg/kg)= 成人的每日用量(mg)/60 kg×10倍。

(二)检测指标

1. 观察小鼠一般表现　如安静或活跃,呼吸平稳或困难,口唇颜色,口鼻有无泡沫状液体流出;造模20分钟后,记录小鼠呼吸频率和存活时间。

2. 计算肺系数　造模20分钟后,颈椎脱白法处死小鼠。用镊子轻提剑突,直剪紧贴胸骨剪断胸肋关节,沿边缘剪开横膈膜,打开胸腔。分离气管,在气管杈上方约0.5 cm处用粗棉线结扎气管(防止肺内水肿液流出),在结扎线的上端剪断气管,粗棉线轻提气管连带的胸腔脏器,仔细将胸腺、心脏与肺分离。将肺放在培养皿内,吸水纸吸去其表面水分;剪去结扎气管的粗棉线,称取肺重量,计算肺系数=肺重量(g)/体重(g),并与正常小鼠肺系数(参考值约为0.007)比较。

3. 形态学观察

(1)肉眼:观察肺的体积和颜色变化;肺表面及切面是否有地图样的淤血及出血斑块。除去结扎气管的线,轻压肺脏,观察是否有泡沫状液体流出。

(2)镜下:观察肺组织切片的形态学变化,见图4-1和图4-2。

(三)实验结束

实验动物术后伤口缝合,动物尸体放置到指定的位置,切勿随意丢弃。

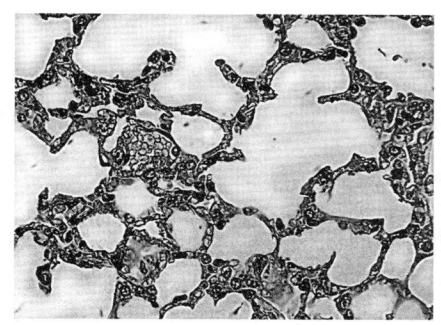

图 4-1 正常小鼠的肺组织（HE,400×）

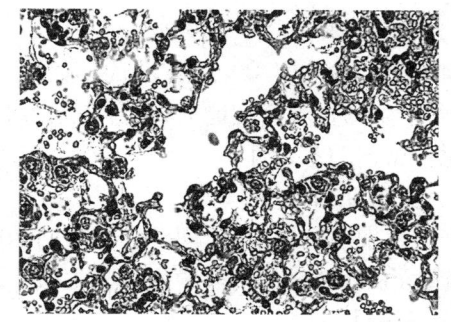

图 4-2 模型组小鼠的肺组织（HE,400×）肺泡间隔增宽,肺泡腔内可见蛋白质和红细胞等

【注意事项】

（1）去甲肾上腺素和肾上腺素化学性质不稳定,见光易失效,需现配现用。

（2）腹腔注射时,尽量选择左下腹,勿损伤肝脏,并避免将药液注入肠腔或膀胱内。

（3）分离时注意不要损伤肺组织,以免液体流出、肺组织不完整等影响肺系数的准确性。

【实验结果】

实验分组	体重(g)	肺重(g)	肺系数	肺组织形态学	存活时间(min)	其他
对照组						
模型组						
治疗组						

【实验讨论和结论】

（1）结合实验结果,请判断实验性肺水肿疾病模型是否造模成功？

（2）肺水肿为什么会引起实验动物出现呼吸困难、发绀等症状？

（3）请讨论呋塞米的给药时间或给药途径不同,是否会影响实验结果？

第二节 实验性氯气中毒性肺水肿

【课程导入】

案例摘要：患者,女,51 岁。春节前在清理卫生间时误将 84 消毒液和洁厕灵混合在一起倒入马桶内,患者闻到有强烈刺激性气味,流泪不止,并感到喉咙难受,伴胸闷、呼吸困难。请结合所学病理生理学知识,分析患者出现上述临床表现的发病机制。

【实验目的】

（一）知识目标

掌握氯气中毒引起肺水肿模型的制备方法,观察动物的一般状况和肺组织的变化,分析渗出液与漏出液的不同发生机制。

（二）能力目标

掌握小鼠相关的实验操作技术，锻炼学生勤于动手、敏于观察的实验操作技能；结合实验结果，培养学生的科学研究能力；结合临床案例，培养学生的临床思维能力，有助于学生理解科学使用化学试剂的重要性。

（三）素质目标

培养学生发现问题、分析问题和解决问题的能力，训练学生的逻辑性和系统性思维能力。开展实验动物术后缝合，培养学生关爱生命、尊重实验动物的行为，助力生命教育。

【实验原理】

氯气是一种黄绿色、具有强烈腐蚀性和窒息性的有毒气体，易溶于水。大量吸入氯气会出现咳嗽、昏迷，甚至死亡。$Cl_2+H_2O \longrightarrow HCl+HClO$，其中 HCl 可刺激黏膜发生炎性水肿。人体短时间内吸入大量氯气，会造成急性呼吸系统损害为主的全身性疾病。表现为咳嗽咳痰、呼吸困难、窒息等症状，严重时会出现心跳呼吸骤停、咳粉红色泡沫样痰等肺水肿的表现。

【实验材料】

（一）实验动物

昆明小鼠，雄性，4~6 周龄、18~22 g。1 只/实验小组，全班共用 1 只正常小鼠作为对照。

（二）实验器材

电子秤，酒精灯，制氯气装置，玻璃培养皿，吸水纸。

（三）实验试剂

重铬酸钾（$K_2Cr_2O_7$），浓盐酸（HCl）。

【实验方法】

（一）制备疾病模型

小鼠称重后，放入广口瓶中慢慢通入氯气（称取 2 g 重铬酸钾，放入试管中，缓慢加入 3 mL 浓盐酸，试管微加热即得）。待瓶中生成一层薄薄、云雾状气体后中止通气。化学反应方程式：$K_2Cr_2O_7+ 14HCl \longrightarrow 3Cl_2+ 2CrCl_3+ 2KCl + 7H_2O$。

（二）检测指标

1. 观察小鼠一般表现　如安静或活跃，呼吸平稳或困难，口唇颜色，口鼻有无泡沫状液体流出；记录小鼠呼吸频率、存活时间。
2. 计算肺系数　动物死后即解剖，切开胸腔观察肺组织变化，方法同前。
3. 形态学观察　方法同前。

【注意事项】

（1）氯气为有毒气体，实验过程中请务必开门窗通气。
（2）制备氯气时先将重铬酸钾加入试管中，再加入浓盐酸溶液。不要爆沸，避免氯气泄露！
（3）用大量清水冲洗盐酸，用 NaOH 中和氯气。

【实验结果】

实验分组	体重(g)	肺重(g)	肺系数	肺组织形态学	存活时间(min)	其他
对照组						
模型组						

【实验讨论和结论】

（1）请结合实验结果，分析氯气引起肺水肿的发生机制？

（2）请分析氯气中毒性肺水肿为什么会引起实验动物出现呼吸困难、发绀等症状。

第五章　不同类型缺氧模型的制备及影响因素

【课程导入】

案例摘要1：患者，男，38岁。凌晨为煤炉添煤时，昏倒在室内，4小时后才被发现，急诊入院。查体：体温37.3℃，呼吸24次/分，脉搏110次/分，血压100/70 mmHg。神志不清，口唇呈樱桃红色。其他未见异常，患者既往体健。实验室检查：动脉血氧分压95 mmHg，血红蛋白150 g/L，血氧容量正常，碳氧血红蛋白30%，血浆碳酸氢盐13.50 mmol/L。入院后立即吸氧，不久渐醒。给予纠酸补液等处理后，患者病情迅速好转。请结合病理生理学知识，分析患者出现临床表现的发病机制。

案例摘要2：患者，男，34岁。食用大量腌菜后出现乏力、胸闷气短，随后出现恶心呕吐等症状急诊入院，查体：体温36.9℃，血压105/70 mmHg，神志清，面部皮肤、口唇、四肢青紫色。心肺正常，全腹无压痛。给予亚甲蓝60 mg缓慢静脉注射，约30分钟后皮肤青紫色减轻，2小时后逐渐消退。请结合所学病理生理学知识，分析患者餐后出现上述症状的机制？为什么给予亚甲蓝注射后可减轻患者的症状？

【实验目的】

（一）知识目标

掌握低张性缺氧和血液性缺氧模型的制备方法，观察机体不同状态、环境温度变化对缺氧耐受性的影响，缺氧过程中动物的呼吸、全身状态和皮肤黏膜颜色的变化，探讨缺氧的发生机制、对机体的影响和治疗原则。

（二）能力目标

锻炼学生勤于动手、敏于观察的实验操作技能；运用所学知识解释观察到的实验现象，并提出治疗方案，有助于学生掌握疾病的发生机制和治疗原则，帮助学生理论联系实际、基础联系临床，培养学生的科学研究和临床思维能力。

（三）素质目标

培养学生团队合作精神、严谨的科研态度，提高学生综合运用知识发现问题、分析问题和解决问题的能力。

【实验原理】

缺氧是临床上常见的病理过程，根据缺氧发生的原因和血氧变化特点，分为低张性缺氧、血液性缺氧、循环性缺氧及组织性缺氧。本实验重点复制的疾病模型是低张性缺氧和血液性缺氧。

（一）低张性缺氧

吸入气氧分压降低、外呼吸功能障碍和静脉血流入动脉可以导致低张性缺氧。其共同特征是动脉血氧分压、血氧含量和血氧饱和度均降低。机体对缺氧耐受性受多种因素影响，当环境温度升高、中枢神经系统兴奋时，机体代谢率增高，单位时间内耗氧量增加，对缺氧耐受性降低；反之，机体对缺氧耐受性增强。

（二）血液性缺氧

血红蛋白性质和数量的改变,可使血液携氧能力下降。本实验采用一氧化碳(CO)中毒和亚硝酸钠($NaNO_2$)中毒的方法,使血红蛋白变性,失去携氧能力,从而复制血液性缺氧模型。通过观察皮肤黏膜和血液颜色的变化,了解CO中毒和$NaNO_2$中毒时对机体的影响。

1. CO中毒　利用甲酸(HCOOH)在浓硫酸(H_2SO_4)中加热可释放出CO的反应,将CO通入放置小鼠的容器中。CO和血红蛋白的亲和力比O_2高210倍,形成的碳氧血红蛋白(HbCO)使血红蛋白失去与氧的结合能力。

$$HCOOH \xrightarrow[\triangle]{H_2SO_4} H_2O + CO \qquad HbFe^{2+} \xrightarrow{NaNO_2} HbFe^{3+}$$

2. $NaNO_2$中毒　$NaNO_2$为强氧化剂,当注入小鼠腹腔后,经吸收进入体内,可使血红蛋白中的二价铁离子(Fe^{2+})氧化为三价铁离子(Fe^{3+}),形成高铁血红蛋白($HbFe^{3+}$),从而丧失携氧能力。亚甲蓝是一种碱性染料,可作为还原剂对抗$NaNO_2$的氧化作用,使Fe^{3+}还原为Fe^{2+},恢复携氧能力,从而对$NaNO_2$中毒起到急救作用。

【实验材料】

（一）实验动物

昆明小鼠,雄性,4~6周龄、18~22 g。7只/实验小组,全班共用1只正常小鼠作为对照。

（二）实验器材

电子秤,水浴锅,广口瓶(密封胶塞),广口瓶(双口胶塞),一氧化碳发生装置,注射器(1 mL、10 mL),5 mL玻璃刻度吸管,吸耳球,塑料吸管,黑色记号笔,眼科剪,眼科镊,10 mL试管(带盖),试管架,大水盆,砂轮、治疗盘。

（三）实验试剂

20%乌拉坦溶液,生理盐水,甲酸,浓硫酸,10%氢氧化钠,10%亚硝酸钠,1%亚甲蓝注射液(20 mg/2 mL)。

【实验方法】

（一）不同机体状态和环境温度改变对缺氧耐受性的影响

取体重相近的小鼠3只,编号①②③,从塞紧瓶塞开始计时,观察和记录小鼠的呼吸频率,口唇、耳和尾部的颜色变化等,并比较小鼠在密封广口瓶(图5-1)内的存活时间。

①号小鼠腹腔注射生理盐水(0.1 mL/10 g),放入广口瓶为,置于室温。②号小鼠腹腔注射生理盐水(0.1 mL/10 g),放入广口瓶内,置于40~42℃的水浴锅中。③号小鼠腹腔注射20%乌拉坦溶液(0.1 mL/10 g),放入广口瓶内,置于室温。

（二）一氧化碳中毒性缺氧疾病模型制备及救治

取体重相近的2只小鼠,编号④⑤,从塞紧瓶塞开始计时。

1. CO制备　先用刻度吸管吸取甲酸3 mL放入试管中(图5-2),再沿试管壁缓慢加入浓硫酸2 mL,立即塞紧瓶塞,试管内即有CO产生。可用酒精灯加热试管,加快CO的产生速度,但不宜过热以免液体沸腾,产生过多CO可使动物迅速死亡而血液颜色改变不明显。

2. CO中毒抢救组　将装有④号小鼠的广口瓶连接于CO发生器。打开A夹,观察小鼠呼吸频率,口唇、耳和尾部的颜色变化等,待小鼠出现痉挛、跌倒时,立即移走酒精灯,同时关闭A夹停止通气,打开瓶口倒出动物,观察小鼠各项指标恢复情况。

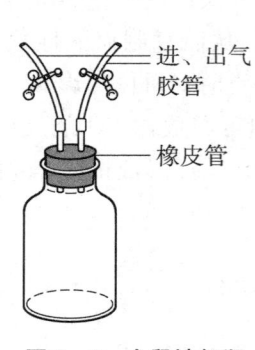
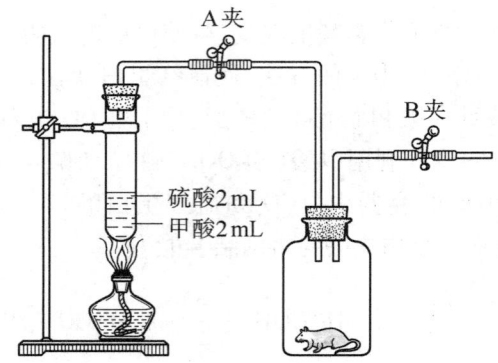

图5-1 小鼠缺氧瓶　　　　图5-2 一氧化碳发生装置

3. CO中毒组　取⑤号小鼠,重复CO中毒实验,但不予抢救,待其死后观察小鼠口唇、耳和尾部的颜色变化等及生存时间。

4. 氢氧化钠法测定血中碳氧血红蛋白

(1) 检测方法:小鼠全麻状态下,操作者左手拇指和中指紧紧捏住小鼠两耳间头皮,使头固定,轻轻向下压迫颈部两侧,使眼球充分外突,用眼科镊迅速将眼球取出,并将鼠头向下,眼眶后血液即可自行流出,立即用滴管取血。分别用2只滴管从CO中毒小鼠和正常小鼠眼球(或心脏)各取血3滴,放入预先盛好4 mL生理盐水的试管中摇匀,比较两支试管内液体颜色的不同。然后,每管加入10%氢氧化钠溶液6滴,混匀后再次比较两者的颜色。

(2) 结果判断:正常血红蛋白在碱性环境中发生变性,变为棕黄色或黄绿色;而碳氧血红蛋白对碱的抵抗力较氧合血红蛋白强,呈樱桃红色,不易褪色。

(三) 亚硝酸钠中毒性缺氧疾病模型制备及救治

取体重相近的2只小鼠,编号⑥⑦,从腹腔注射10%亚硝酸钠开始计时。

1. 亚硝酸钠中毒组　⑥号小鼠腹腔注射10%亚硝酸钠(0.1 mL/10 g)后,立即腹腔注射生理盐水(0.1 mL/10 g)。

2. 亚硝酸钠抢救组　⑦号小鼠腹腔注射10%亚硝酸钠(0.1 mL/10 g)后,立即腹腔注射1%亚甲蓝溶液(0.1 mL/10 g)。

小鼠放入广口瓶内(不要盖瓶塞),观察和记录小鼠的呼吸频率,口唇、耳和尾部的颜色变化等,并记录生存时间。

(四) 检测指标

观察小鼠的呼吸频率变化,是否出现痉挛,存活时间。按照顺序摆放小鼠,比较其口唇、四肢、尾部等颜色不同;尸体解剖后比较动物肝脏和血液的颜色的不同。

(五) 实验结束

将所用的器械清洗干净,摆放整齐。

【注意事项】

(1) 实验过程有一氧化碳产生,请务必注意打开门窗,保持空气流通。

(2) 使用硫酸要格外注意,以免发生事故。

(3) 腹腔注射时稍靠左下腹,勿损伤肝脏,并避免将药液注入肠腔或膀胱内。

【实验结果】

实验分组		呼吸频率（次/分）	口唇、耳和尾部肝脏和血液颜色	存活时间（min）	其他表现
不同机体状态和环境温度改变对缺氧耐受性的影响	正常对照组				
	室温组				
	高温组				
	麻醉组				
一氧化碳中毒性缺氧	CO 中毒组				
	CO 抢救组				
亚硝酸钠中毒性缺氧	亚硝酸钠中毒组				
	亚硝酸钠抢救组				

【实验讨论和结论】

（1）请结合实验结果，分析哪些因素可以影响机体对缺氧的耐受性？实验中缺氧类型的原因和机制是什么？为什么实验动物的皮肤和黏膜的颜色会发生变化？

（2）请分析实验成功或者失败的原因是什么？

第六章　实验性失血性休克模型的制备及抢救

【课程导入】

案例摘要：患者，男，45岁。左大腿撕裂伤，腹痛急诊入院。入院检查：面色苍白，精神淡漠，意识尚清，全身多处软组织挫伤，左腹股沟处大量渗血。血压105/85 mmHg，心率96次/分。B超检查提示：脾破裂，腹腔积血约600 mL。急诊手术探查左腹股沟处长约7 cm撕裂伤口，股动、静脉部分离断，脾破裂，遂行血管修补术和脾摘除术，输血400 mL。术后持续输注5%葡萄糖溶液。术后2小时血压80/50 mmHg，给予收缩血管药物，血压维持在85/60 mmHg。患者神志模糊，持续无尿，皮肤发凉。次日凌晨7：00时血压降至70/40 mmHg，静推收缩血管药物血压不能回升，患者出现昏迷；7：30时血压测不到，呼吸心跳微弱。7：50时抢救无效，宣告死亡。请结合所学病理生理学知识分析：入院时，患者的血压为什么基本正常？止血、摘除脾脏并输血补液等治疗后，患者血压为什么下降？给予缩血管药物后，患者的血压为什么不回升？如何改进该患者的治疗方案？

【实验目的】

（一）知识目标

掌握家兔实验性失血性休克模型的制备方法，观察休克不同时期的血压、心率和肠系膜微循环等主要体征的变化特点，探讨失血性休克的发生机制，解释临床表现，并优化救治方案。

（二）能力目标

掌握家兔相关的实验操作技术，锻炼学生勤于动手、敏于观察的实验操作技能；将生理学、病理生理学和药理学等基础课程知识有机地结合在一起，培养学生整合知识的能力、逻辑性和系统性思维能力。通过不同治疗方案疗效的比较，结合微循环变化特点，阐明失血性休克的治疗原则，有助于培养学生临床思维能力。

（三）素质目标

培养学生团队合作精神、严谨的科研态度，提高学生综合运用知识发现问题、分析问题和解决问题的能力。开展实验动物术后缝合，培养学生关爱生命、尊重实验动物的行为，助力生命教育。

【实验原理】

失血性休克是临床常见的全身性危重病理过程。短时间内机体大量失血后，血容量迅速减少，有效循环血量减少，组织微循环灌流量严重不足，细胞发生缺血缺氧，以致各重要器官的功能、代谢障碍或结构破坏，甚至危及生命。失血后是否发生休克，取决于失血量和失血速度。一般15分钟内快速失血超过机体总血量的20%，即可发生失血性休克，其典型临床表现有中心静脉压、心排血量和动脉血压降低，而外周阻力增高。若失血量超过总血量的45%~50%，会导致机体死亡。

本实验采用家兔颈总动脉大量放血的方法复制失血性休克模型。通过血液回输、单纯扩容和使用血管活性药物等不同救治措施，探讨失血性休克的发病机制和防治原则。

【实验材料】
（一）实验动物
家兔（普通级），雄性，1.8～2.2 kg，禁食不禁饮 12 小时。1 只/实验小组。
（二）实验器材
婴儿秤，兔固定盒，兔手术台，BL－420 N 生物机能实验系统（生物信号收集系统），手术刀，弯剪，直剪，眼科剪，眼科镊，弯止血钳，直止血钳，组织钳，静脉输液装置，头皮针，固定夹，不锈钢碗，玻璃分针，气管插管，动脉插管，动脉夹，三通管，注射器（2 mL、5 mL、20 mL），玻璃培养皿，烧杯（50 mL、100 mL），粗棉线，细丝线，BI－2000A+ 微循环观测分析系统，持针器，皮肤缝合针线，白色小方巾，砂轮，pH 试纸（1～7.5）。
（三）实验试剂
20%乌拉坦溶液，1%盐酸普鲁卡因，1%肝素生理盐水，生理盐水，重酒石酸去甲肾上腺素注射液（2 mg/1 mL）。

【实验方法】
（一）术前准备
1. 抓取与称重　一手抓住家兔颈背部的皮毛，轻提动物；然后用另一手托住其臀部，使家兔呈坐位姿势落于左手上。用婴儿称取家兔重量。
2. 麻醉与固定　将家兔置于家兔固定盒内，用头皮针从耳缘静脉远心端向近心端缓慢推注 20%乌拉坦溶液（5 mL/kg）。麻醉剂注入后，血管颜色由红变白，推注没有明显阻力，提示注入麻醉剂成功。当家兔出现皮肤夹捏反应消失，头颈及四肢肌肉松弛，呼吸规则且平稳，角膜反射迟钝，即停止麻醉。耳缘静脉留针，连接静脉输液装置，缓慢滴注生理盐水（10～15 滴/min），保持静脉通畅。家兔仰卧位固定于兔手术台上，手术部位（颈部和腹部）剪毛、备皮。
（二）颈部手术
1. 气管分离和插管　颈部正中作长约 6 cm 的纵切口，用止血钳纵向钝性分离皮下组织和肌肉。充分暴露和分离气管，穿粗棉线备用。在甲状软骨下缘约 1 cm 处，气管软骨环之间，用直剪在气管壁上做"⊥"形切口，插入气管插管，结扎并固定，以防插管滑脱。若气管内有出血或分泌物，可用棉签擦净。
2. 左侧颈总动脉分离和插管　在气管的左侧用拇指和示指将皮肤、肌肉提起并外翻，同时其他三指在皮肤外侧向上顶，即可见深部与气管平行的颈动脉鞘（内含颈动脉、迷走神经及减压神经），触之有明显搏动感。用玻璃分针仔细分离出约 3 cm 左侧颈总动脉（注意：不要损伤迷走神经），穿双细丝线备用。先结扎颈总动脉远心端，再用动脉夹夹闭近心端；用镊子柄部从血管背后轻扶血管，眼科剪在血管壁上靠近远心端剪"∧"型口，将充满肝素的动脉插管朝向心脏方向插入动脉内，打双结结扎，扎紧并固定，松开动脉夹，可见导管内液体随心脏搏动而跳动。左颈总动脉插管通过三通开关连接压力传感器，记录动脉血压的数值（图 6－1）。插管前，家兔耳缘静脉注射 1%肝素生理盐水（0.5 mL/kg）全身肝素化，以防血液凝固。

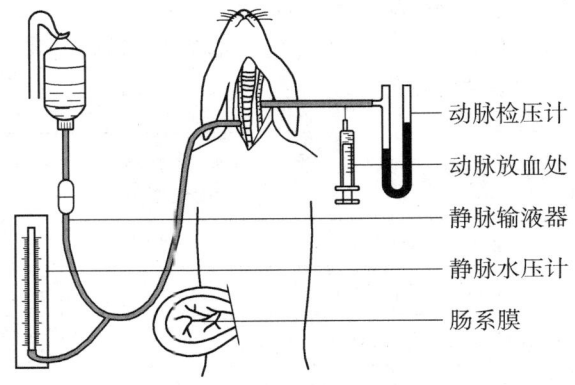

图 6－1　家兔失血性休克示意图

(三) 肠系膜微循环的观察

剑突下 2 cm 处作 4~5 cm 的腹正中皮肤切口,沿腹白线剪开腹膜,轻柔地将一段游离度较大的小肠肠系膜拉出腹外(切忌用力牵拉,以免肠系膜血管收缩,血流停止),使肠系膜均匀平铺,置于微循环装置的观察范围内。滴加生理盐水,以保持肠系膜的湿润。镜下找到肠系膜中仅能通过一个红细胞的毛细血管,观察肠系膜微循环的血流状态变化(毛细血管开放数目及血流速度)。血流速度可用线流(最快)、线粒流(较快)、粒流(较慢)、泥沙流(慢)及血流停滞等描述。

(四) 疾病模型制备

(1) 动物稳定 10 分钟后,记录正常状态下(放血前)的各项检测指标。

(2) 由颈总动脉插管的三通开关处放血 20 mL,使血液缓慢流入肝素化的 100 mL 烧杯内(以免红细胞破裂);10 分钟后第 2 次放血 20 mL;若血压有回升,可以继续少量放血,使血压维持于 40 mmHg 左右(维持 10 分钟左右),即可造成失血性休克模型。观察、记录失血量和各项检测指标的变化。需要注意的是,停止放血后,三通管接通压力感受器才能正确测得动脉血压。同时,不可以一次放血过多而造成家兔死亡。

(五) 治疗方案的选择

1. **血液回输** 将回收血液经耳缘静脉(或颈总动脉)缓慢回输,观察并记录各项检测指标的变化,并判断救治措施是否有效。

2. **单纯扩容** 耳缘静脉滴注生理盐水(40~60 滴/分钟),每输液 40 mL 观察并记录各项检测指标的变化,判断救治措施是否有效。

3. **缩血管药物** 耳缘静脉缓注 1% 去甲肾上腺素(2 mg/kg),观察并记录各项检测指标的变化,判断救治措施是否有效。

4. **其他治疗** 根据实验室条件,自行设计并实施抢救方案,并判断救治措施是否有效。

(六) 检测指标

观察家兔的耳廓和眼睑的血管颜色、皮温、呼吸、心率、血压(脉压)、肠系膜微循环(毛细血管开放数目和血流流速等)的变化。

(七) 实验结束

皮肤伤口逐层缝合。在麻醉状态下,从颈动脉或股动脉放血处死家兔。

【注意事项】

(1) 术中动物如有挣扎,可以注射 1% 普鲁卡因做伤口浸润局麻。

(2) 少量出血用纱布压迫止血;大出血用止血钳夹闭血管后结扎止血。

(3) 插管前,三通管、导管、注射器和家兔都要肝素化,以防血液凝固。

(4) 气管插管和动脉插管容易滑脱,故要结扎和固定要牢靠。

【实验结果】

实验分组		血压(脉压)变化趋势	心率变化趋势	微循环流速和流态	微循环的变化
放血前(对照组)		正常	正常	正常	
造模	放血 20 mL				
	放血 20 mL				
	放血 20 mL				

续　表

实验分组		血压（脉压）变化趋势	心率变化趋势	微循环流速和流态	微循环的变化
治疗	血液回输				
	单纯扩容				
	缩血管药物				
	其他治疗				

【实验讨论和结论】

（1）请分析失血性休克造模成功的标准是什么？

（2）请结合微循环障碍机制，讨论不同失血量对家兔的血压（脉压）、心率、呼吸和微循环变化的影响有哪些？

（3）结合实验结果，判断不同治疗方案的优缺点，请进一步完善失血性休克的治疗方案。

第七章 实验性肝性脑病

【课程导入】

案例摘要：患者，男，68岁。3日前进食鸡蛋和牛肉后，出现恶心呕吐、神志恍惚、烦躁而急诊入院。患者近年来出现消瘦、乏力、憔悴、黄疸、鼻和齿龈易出血。查体：神志恍惚，步履失衡，四肢出现轻度扑翼样震颤。皮肤、巩膜深度黄染，肝脏在肋下恰可触及、质硬边钝，脾脏在左肋下三横指、质硬，有腹水征。吞钡X线检查提示：食管下静脉曲张。检查：胆红素34.2 mol/L（正常参考值3.4~17.1 μmol/L），丙氨酸氨基转移酶（ALT）120 U/L（正常参考值5~40 U/L），血氨88 mol/L（正常参考值18~72 μmol/L）。入院后经静脉输注葡萄糖、谷氨酸钠、酸性溶液灌肠等，病情好转。第5日患者入厕时觉头晕、虚汗、心跳乏力，大便呈柏油样，随后昏厥于厕所内。脸色苍白，脉细速，四肢冷湿，血压60/40 mmHg。第6日时患者再度出现神志恍惚，烦躁尖叫，扑翼样震颤，解柏油样大便，继而昏迷。经降氨治疗后症状无改善，静脉滴注左旋多巴1周，神志转清醒。请分析患者两次出现"神志恍惚"的原因和发生机制。

【实验目的】

（一）知识目标

掌握急性肝损伤模型的制备方法，观察血氨升高对结扎肝兔与未结扎肝兔的实验结果不同，进而验证血氨升高在肝性脑病发病中的作用。

（二）能力目标

掌握相关实验操作技术，锻炼学生勤于动手、敏于观察的实验操作技能，培养学生严谨求实的科研作风，引导学生将动物模型与临床疾病相联系，思考其临床意义，培养学生的临床思维能力。

（三）素质目标

培养学生团队合作精神、严谨的科研态度，提高学生综合运用知识发现问题、分析问题和解决问题的能力。开展实验动物术后缝合，培养学生关爱生命、尊重实验动物的行为，助力生命教育。

【实验原理】

正常情况下，机体内氨的生成和清除保持动态平衡，氨的清除主要是在肝脏经过鸟氨酸循环合成尿素，经肾脏排出。本实验通过结扎家兔肝脏的左侧叶、左中央叶和右中央叶，使大部分肝脏因缺血而发生坏死，从而造成急性肝脏损伤。在此基础上经十二指肠输注一定量的氯化铵溶液，使血氨迅速增高，氨通过血脑屏障进入脑组织，家兔出现抽搐、昏迷等类似肝性脑病的精神、神经症状和体征，从而证明"血氨升高"在肝性脑病发生机制中的作用。由于肝功能正常时，输入大量氯化铵溶液也可以出现类似症状，故实验中要增设对照组。

【实验材料】

（一）实验动物

家兔（普通级），雄性，1.8~2.2 kg，禁食不禁饮12小时。1只/实验小组（说明：每个实验班的模型组和对照组数量各一半)。

(二) 实验器材

婴儿秤,家兔手术台,弯剪,直剪,眼科剪,弯止血钳,组织钳,注射器(5 mL、30 mL),8号针头,细塑料导管,持针器,皮肤缝合针线(用于固定细塑料导管和皮肤缝合),粗棉线,纱布块,粗布条。

(三) 实验试剂

3%氯化铵溶液(称取3 g氯化铵,用蒸馏水溶解,定容至100 mL),1%盐酸普鲁卡因溶液,生理盐水,20%乌拉坦溶液。

【实验方法】

(一) 制备疾病模型

1. 称重、麻醉　取家兔1只,称重后,由耳缘静脉注射20%乌拉坦溶液约3 mL/kg。

2. 备皮、切口　家兔仰卧位固定于兔台上,用弯剪剪去腹部正中被毛。取1%普鲁卡因注射液2 mL,沿腹部中线行皮下浸润麻醉。在剑突下约1 cm处,沿腹部正中作一长6~8 cm的纵向切口,逐层(皮肤、腹膜)进入腹腔,即可见到右肋弓下红褐色肝脏。必要时向右肋侧缘下作一长4~5 cm斜切口。

3. 游离肝脏　左手四指并拢,用指腹按压肝脏膈面,轻柔地将肝脏往下拉,找到肝膈肌韧带(连接于肝脏和膈肌,其根部是大血管),用眼科剪小心将其剪断,以增加肝脏的游离度。将肝向头端方向提起,分清肝的五叶(图7-1)。

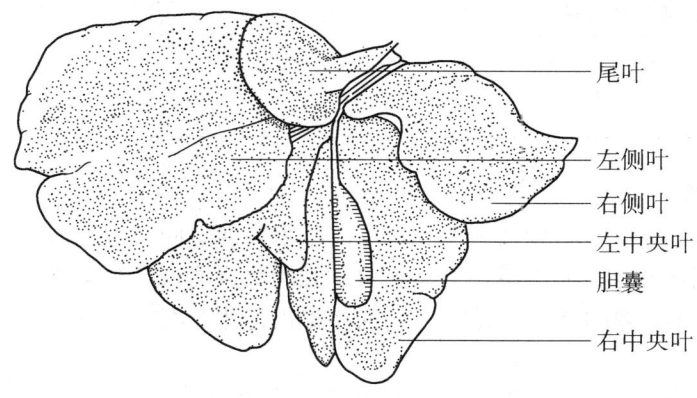

图7-1　家兔的肝脏(背面观)

4. 结扎肝叶　将粗棉线用生理盐水浸湿后,从肝脏与肋弓的间隙把粗棉线压到肝脏根部,沿肝左侧叶、左中央叶和右中央叶的根部围绕一圈,并扎紧以阻断大部分血流(结扎线尽量置于肝脏根部,避免拦腰结扎肝脏,造成大出血),即造成家兔急性肝损伤。剩下的右侧叶、尾叶的血管为独立分支,未被结扎而得以保留。

5. 十二指肠插管　找到胃,再沿胃下端找到与之相连的十二指肠。用细丝线结扎十二指肠上端,用眼科剪在肠壁上(尽量避开血管)剪一小口,将细塑料导管向下插入十二指肠腔内6~8 cm,用带线的皮肤缝合针将导管和肠壁一起扎紧、固定,防止滑脱。导管的另一端置于腹腔之外,暂时以止血钳关闭腹壁,以免动物挣扎或抽搐时内脏外溢。用生理盐水纱布覆盖伤口,以免体热及水分丢失。

6. 注射氯化铵　每隔2~3分钟向十二指肠腔内注入3%氯化铵溶液2.5 mL/kg。

7. 对照组　另取家兔1只作对照，除了不结扎肝叶外，其余各步骤均同前。

(二) 检测指标

观察和记录从开始注射氯化铵到家兔出现症状（如对敲打兔台或针刺等外界刺激反应增强、呼吸加深加快、角膜反射消失、四肢扑翼样震颤、全身痉挛抽搐、角弓反张等）的时间，以及注射氯化铵的次数和用量。

(三) 实验结束

家兔腹部伤口逐层缝合后，全麻状态下，从颈动脉或股动脉放血处死。

【注意事项】

(1) 绳索要固定在家兔的关节上方，便于观察四肢扑翼样震颤。

(2) 游离肝脏时，动作要轻柔，以免肝叶破裂出血。剪断肝膈肌韧带时，注意不要损伤膈肌，以免造成气胸。

(3) 试剂尽量现配现用，否则会影响实验结果。

(4) 注意区分家兔的挣扎与痉挛抽搐的不同。

【实验结果】

实验分组	体重(kg)	开始给药到出现症状的时间(min)						注射氯化铵的次数(次)	氯化铵用量(mL/kg)
		对刺激反应增强	呼吸加深加快	角膜反射消失	四肢扑翼样震颤	全身痉挛抽搐	角弓反张		
未扎肝兔									
扎肝兔									

【实验讨论和结论】

(1) 结扎肝兔与未结扎肝兔注射氯化铵后的结果有何不同？为什么？

(2) 腹腔注射氯化铵为什么会引起动物对刺激的反应增强甚至痉挛？

(3) 实验项目有哪些环节可以改进？请简要提出优化方案。

附：血-脑屏障功能检测

【课程导入】

基于肝性脑病的"假性神经递质学说"，临床上应用左旋多巴（多巴胺的前体药物）可明显改善肝性脑病患者的症状。左旋多巴可以通过血-脑屏障进入脑内，转变成多巴胺和去甲肾上腺素，使正常神经递质增多，并与假性神经递质竞争，使神经传导功能恢复，有助于维持觉醒。

【实验目的】

小鼠尾静脉注射台盼蓝水溶液，观察血-脑屏障的作用。

【实验原理】

血-脑屏障是介于血液和脑组织之间的屏障结构,主要由脑毛细血管的内皮细胞(连续型、内皮细胞间有紧密连接)、基膜(完整)和神经胶质膜(星形胶质细胞突起的脚板)组成,可以机械性地阻止某些物质(如病原微生物、毒素、某些非脂溶性物质、异物包括染料颗粒等)从血流进入脑内,从而维持脑组织内环境的相对稳定。

【实验材料】

(一) 实验动物

昆明小鼠,雄性,4~6周龄、18~22 g。2只/实验小组。

(二) 实验器材

小鼠固定器,1 mL注射器,棉签,小鼠解剖台,眼科剪,眼科镊,4$\frac{1}{2}$号针头。

(三) 实验试剂

75%乙醇或二甲苯,1%台盼蓝水溶液5 mL(过滤后使用)。

【实验方法】

(1) 先将小鼠固定于小鼠固定器内,用75%乙醇或二甲苯棉签反复擦拭鼠尾,使其尾部血管扩张充血。固定尾根部,由尾静脉注入1%台盼蓝水溶液0.4 mL。颈椎脱臼法处死小鼠。

(2) 检测指标:观察小鼠皮肤(尤其是眼、嘴)的颜色变化。小鼠俯卧位,由正中剪开头皮,露出颅头,用眼科剪和眼科镊按骨缝小心剥开颅骨。观察并描述脑实质的颜色变化。将小鼠翻转仰卧,打开胸、腹腔,观察和描述内脏(如肝脏、肠道等)的颜色变化。

【实验结果】

由于血-脑屏障的屏蔽作用,脑实质为白色,其他内脏皆被台盼蓝染成蓝色。

【实验讨论和结论】

(1) 请结合现有的实验条件,设计和实施增加血-脑屏障的通透性,并比较脑实质颜色变化的不同。

(2) 请举例说明哪些疾病或病理过程可以增加血-脑屏障的通透性?

第八章 实验性心肌梗死及早期心电图评价

【课程导入】

案例摘要：患者，女性，59岁。体型较肥胖，患有高胆固醇血症多年。6小时前出现胸骨后闷痛，呈持续性，伴向后背放射痛，头晕气短，自行含服硝酸甘油疼痛无缓解。入院时体温36.8℃，心率92次/分，呼吸22次/分，血压130/90 mmHg，患者无咳嗽、恶心呕吐、腹胀腹痛，血液生化检测肌酸磷酸激酶（CPK）升高。半年前体检心电图发现ST段下移，T波低平（提示心肌供血不足）。请运用所学的病理学和病理生理学知识，解释患者出现上述临床表现的发生机制。

【实验目的】

（一）知识目标

掌握冠状动脉结扎术复制急性心肌梗死模型的制备方法，观察动物心肌梗死时的心电图和心脏形态变化，分析心肌梗死时相关临床指标变化的发生机制，并解释其临床表现。

（二）能力目标

掌握相关实验操作技术，锻炼学生勤于动手、敏于观察的实验操作技能；结合临床案例，培养学生的临床思维能力，增强作为一名合格临床医师的紧迫感和使命感。

（三）素质目标

培养学生团队合作精神、严谨的科研态度，提高学生综合运用知识发现问题、分析问题和解决问题的能力。开展实验动物术后缝合，培养学生关爱生命、尊重实验动物的行为，助力生命教育。

【实验原理】

冠状动脉供血不足可以导致其所支配区域心肌发生缺血性坏死，即心肌梗死。家兔左冠状动脉起于左主动脉窦内，其主干在肺动脉和左心耳之间行走，随即分为前降支（短小，向右下行于前室间沟内）和旋支（沿房室沟左行，绕心左缘向后）。左室支粗大，是旋支的直接延续，分布于左心室前壁和后壁的大部分，下行达心尖（图8-1）。

本实验采用结扎冠状动脉左室支，复制急性心肌梗死的动物模型，观察心肌梗死时家兔心电图和心脏的形态变化，对研究心肌梗死的病因、发病机制、评价药物疗效以及探索治疗方法具有重要意义。

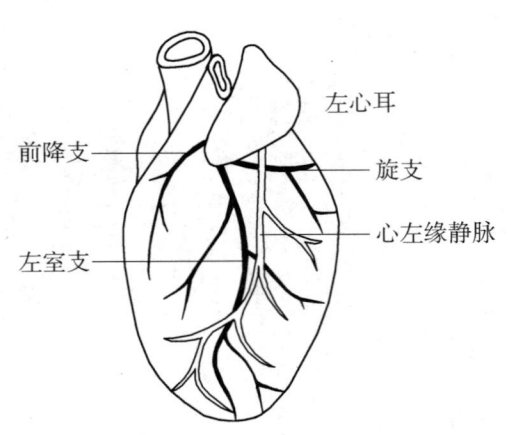

图8-1 家兔冠状动脉左室支的示意图

【实验材料】

（一）实验动物

家兔（普通级），雄性，1.8~2.2 kg，禁食不禁饮12小时。1只/实验小组。

（二）实验器材

婴儿秤，BL-420N 生物机能实验系统，家兔固定盒，家兔手术台，注射器（5 mL、20 mL），头皮针，手术刀，弯剪，直剪，眼科剪，小拉钩，弯止血钳，眼科有齿镊，持针器，眼科针和眼科线（4-0 无损伤丝线），皮肤缝合针和皮肤缝合线（1 号医用缝合线），棉签，不锈钢碗，50 mL 小烧杯，纱布块。

（三）实验试剂

20%乌拉坦溶液，1%盐酸普鲁卡因，75%乙醇，生理盐水，碘酒。

【实验方法】

（一）制备疾病模型

1. 术前准备　取家兔 1 只，称重，耳缘静脉注入 20% 乌拉坦溶液（5 mL/kg）作全麻，麻醉后仰卧位固定于兔台，剪除胸部被毛，用碘酒和乙醇常规消毒手术野的皮肤。

2. 心电图的描记　四肢踝关节部位剪毛，用酒精棉签擦净置放电极处的皮肤，待皮肤干燥后再将电极与皮肤固定，保证导电良好，防止肌电干扰和基线漂移。为了保证导电良好，可在引导电极部位涂抹少许生理盐水。打开 BL-420N 生物信号采集系统，点击"开始/信号选择/通道号（1 通道）/信号种类（家兔心电）/开始实验"（图 8-2）。记录术前 II 导联心电图（右上肢白色，右下肢黑色，左下肢红色）并存入电脑。

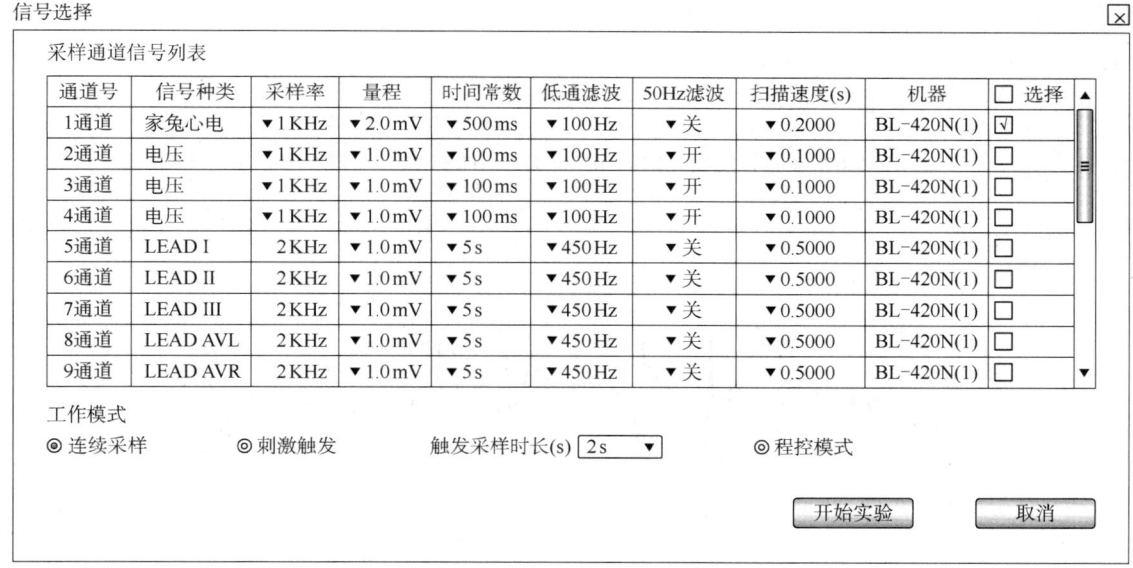

图 8-2　BL-420N 生物信号采集系统记录家兔心电活动

3. 胸部手术　胸部切口处皮下注射 1% 普鲁卡因 1 mL 作局部浸润麻醉。从胸骨柄至胸骨剑突作长为 4.0~5.0 cm 的正中皮肤切口，沿胸骨左缘钝性分离胸壁的肌肉，用止血钳撑开肋间隙，并剪断左侧第 3、第 4 肋软骨（注意：开胸时，一定要紧贴胸骨左侧缘，以免伤及左侧胸廓内动脉，造成大出血）。用手术拉钩轻轻拉开胸腔切口，充分暴露纵隔。术中动物若有挣扎，可用 1% 普鲁卡因做局麻。

4. 单独结扎左室支　用眼科镊轻提心包膜壁层，眼科剪纵向剪开心包膜，充分暴露心脏。用弯止血钳轻轻夹住左心耳，使心脏稍右旋，暴露左心耳和大部分左心室，在左心耳下缘寻找左室支(粉红色,有明显隆起的搏动感)和心左缘静脉。在左心耳下缘下0.5~1.0 cm处(注意避开心左缘静脉),用穿细线的眼科针穿入左室支下方并结扎紧(缝线不要刺入太深,以免穿透心室壁而发生大出血),剪断多余的结扎线。

5. 术后　逐层缝合胸壁的肌肉和皮肤,常规伤口消毒。

(二)检测指标

1. 检测心电图的变化　结扎左室支30分钟后,观察心电图的变化:以心电图ST段抬高为结扎成功标志(图8-3)。48小时后,检测心肌梗死模型家兔的心电图是否出现深大的Q波(图8-4)。

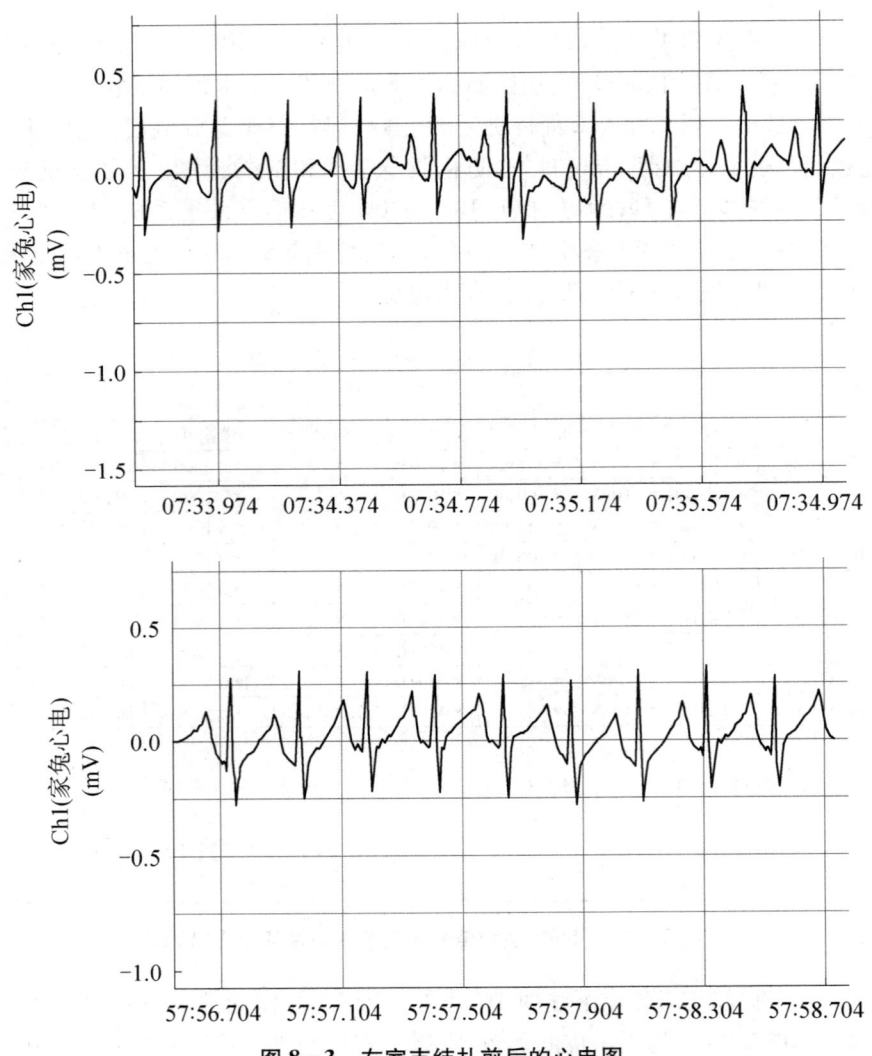

图8-3　左室支结扎前后的心电图

(上图为左室支结扎前的正常心电图,下图为左室支结扎后心电图ST段抬高)

2. 观察心脏的形态变化　全麻状态下,股动脉放血处死家兔。打开胸腔,观察肺脏的变化;取出心脏,用生理盐水清洗血液,观察心脏梗死区域的肉眼变化特点并予以描述。在距主动脉根部1.5 cm处,剪断升主动脉,插入塑料管,将主动脉壁和塑料管扎紧,并从左房根部结

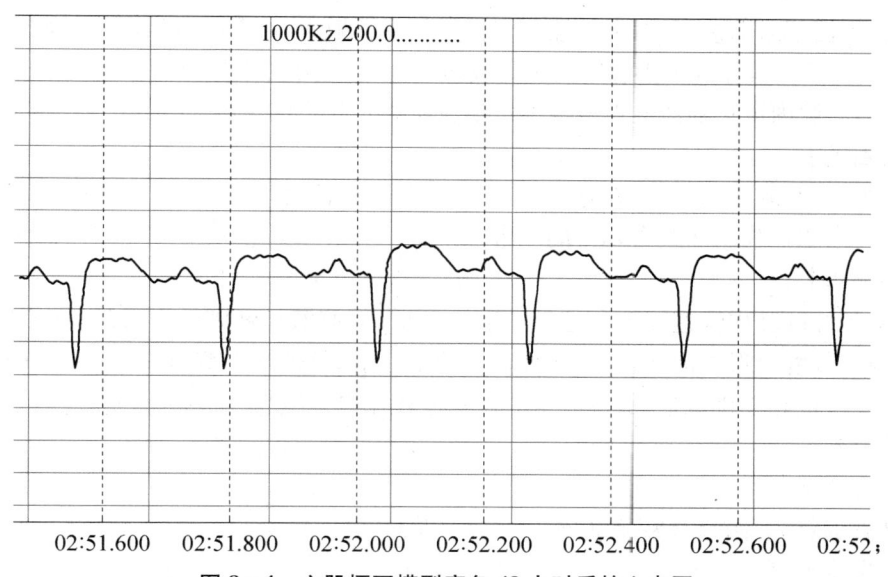

图 8-4 心肌梗死模型家兔 48 小时后的心电图

（心电图出现深大 Q 波）

扎左心房,由塑料管向升主动脉内注入墨水 2 mL,观察心室壁染黑范围,估测未黑染(缺血部分)面积约占左室游离壁面积的百分比。

【注意事项】

（1）家兔的双侧胸腔互不相通,胸骨后两侧的壁胸膜相互分离。暴露心脏时,只要不损伤纵隔膜,就不会造成气胸,可不必对动物施行气管插管术与人工呼吸。

（2）血管结扎一定要注意扎紧,以免造成大出血。

【实验结果】

实验分组	心电图变化	心脏形态变化	其他变化
结扎左室支前			
结扎左室支后			
结扎左室支 48 小时后			

【实验讨论和结论】

（1）如何判断实验动物急性心肌梗死模型造模成功?

（2）分析急性心肌梗死的心电图变化和心脏形态变化的发生机制。

附：空气栓塞

【课程导入】

案例摘要：患者,女,40 岁。全麻下行"宫腔镜下子宫黏膜下肌瘤和宫颈息肉电切术"。

术后突然出现面部肌肉痉挛、两手抽搐、全身发绀、瞳孔散大、心率下降，经多方抢救无效死亡。尸检：胸部、腹部及盆腔内中小静脉内可见较多气泡，气泡按之能移动。心脏冠状血管内有气泡；剪开的右心腔内可见泡沫性血液溢出。请分析患者死亡的原因。

【实验目的】

制备空气栓塞的疾病模型，观察家兔生命体征变化，分析家兔的死亡原因。结合临床案例，认识空气栓塞在临床实践中发生的危害性。

【实验原理】

向家兔耳缘静脉内快速注入一定量的空气，空气随血液循环到达右心后，因心脏的搏动，可将血液与空气混合形成泡沫状，泡沫性血液充满心腔，随心脏收缩而缩小，随心脏舒张而扩大，影响回心血量和心排血量，造成严重的血液循环障碍，导致实验动物死亡。

【实验材料】

（一）实验动物

家兔（普通级），雄性，1.8~2.2 kg。1只/实验班。

（二）实验器材

家兔固定盒，10 mL 注射器，水盆，弯剪，直剪，粗棉线，止血钳，镊子，20%乌拉坦溶液。

【实验方法】

（一）制备疾病模型

取家兔1只，置于家兔固定盒内，用头皮针从耳缘静脉远心端向近心端缓慢推注20%乌拉坦溶液（5 mL/kg）；再从兔耳缘静脉迅速注入空气10 mL（图2-12），观察家兔呼吸状况、瞳孔和一般行为的变化。

（二）检测指标

家兔死亡后，立即解剖开胸，暴露心脏，双线结扎出入心腔的大血管（注意勿挤压心脏），从结扎线的中间剪断血管，并把心脏游离出来，置于水盆中，剪开右心房及右心室，可见大量红色泡沫状液体排出。

【实验讨论和结论】

（1）分析实验家兔的死亡原因是什么？

（2）分析医疗实践中哪些情况可能会发生空气栓塞？

第九章 病理生理学设计性实验

【实验目的】
设计性实验是为更好地培养学生的科研思维能力,充分调动学生学习的主动性、积极性和创造性,为学生提供所学知识的纵向和横向扩展与创新的舞台,以小组为单位,在给定的实验条件和范围内完成一个小型设计性实验的选题、设计,亲自动手操作,收集实验数据、分析实验结果和撰写实验论文等的过程。学生之间通过相互交流与沟通、彼此理解、取长补短,形成良好的团队协作精神,树立严谨的科学研究作风和科研创新精神。

【实验步骤】
(一)选题和撰写实验设计标书
周期1周。
1. 确立选题 以实验小组为单位,提出问题,查阅文献,建立假说,初步确立选题。选题要具有科学性、创新性和可行性。
(1)科学性:查阅国内外相关文献和科研资料,在了解课题近年来的研究现状基础之上,找出所存在的问题,从而建立所要研究的实验假说,然后设计实验,去证明实验假说是否正确。
(2)创新性:选题要有创新性,重复别人的实验称为验证性实验。应瞄准学科发展的前沿,做别人没做过的或者做过但是还没有得出结论的研究。
(3)可行性:设计性实验题目应尽量具体,充分考虑进行实验所需要的实验条件,如实验周期、实验动物和饲养条件、实验器材和试剂、实验方法以及实验经费等,量力而行,切忌目标太高、贪大求全。
2. 撰写实验设计标书 以实验小组为单位,撰写实验设计标书1份。实验设计标书的内容和格式的要求如下。
(1)实验题目、年级专业、组别、设计者及联系方式。
(2)立题依据:实验目的、实验原理,提出拟解决的问题和国内外研究现状,建立假说。
(3)实验材料:原则要经济可行。请尽量参考实验室已有的实验器材与试剂设计实验项目;也可以根据实验需要,学生自行购买(需要由教研室和实验室的老师批准)。如遇到无法及时购买的药品或试剂时,请及时调整实验内容。
1)实验动物:写明实验动物的种类、数量、性别和体重等。建议选择小鼠,3~6只/组,全班共用1只正常小鼠作为对照。
2)实验器材与试剂:器材名称、型号、规格和数量;药品或试剂的名称、规格、剂型和使用量,一些特殊药品或试剂应列出供应商的公司名称。
(4)实验方法:实验的技术路线、实验分组(如正常对照组、模型组、治疗组等)方法、造模方法、检测指标方法等。
(5)设计原始实验结果记录方式;预期实验结果,可能遇到的困难、问题及解决的措施。
(6)注明参考文献。

（二）可行性论证

周期1周。指导老师进行形式审核（是否符合"实验设计标书的内容和格式"的要求），并对实验选题的目的性、科学性、创新性和可行性进行论证。

（三）实验材料准备

周期1周。实验设计标书论证通过后，实验室技术员根据学生提供的实验小组清单准备实验材料。

（四）实验操作阶段

周期2学时。学生按照修改后的实验设计标书，认真完成实验操作，并做好各项实验数据的原始记录。

（五）实验结果讨论和撰写论文

以小组为单位对实验结果进行整理、归纳、统计和分析，参照"论文格式要求"撰写和提交实验论文1份。按照课题名称、选题背景、研究目标、实验方法、实验结果、结果分析及讨论、结论的顺序制作PPT文件。

附：论文格式要求

页面采用A4纸张，双面打印。上下左右边距均为2.7 cm，页码居中显示。字体宋体五号，1.25倍行距，字数为1 000字以上，论文内文的标题采用"一、（一）、1.、（1）、①"分级编号，不再使用五级以下标题。基本格式顺序依次为：论文题目、署名、摘要、关键词、正文（前言、材料和方法、结果、讨论和结论）、致谢、参考文献。论文在考试周前提交。

1. 论文题目　简短、明确、有概括性。字数一般为20~30个字，格式居中。

2. 署名　作者姓名、年级专业，格式居中。

3. 摘要　以第三人称写作，字数不宜超过350字。多采用结构式，即目的、方法、结果（含主要的实验数据）和结论（主要观点和新发现，本研究实验结果的一级推理，而不是其他作者的支持性工作和本研究的外延推理部分），格式左对齐。

4. 关键词　3~8个，表达论文的主题概念，代表论文的中心内容。从不同角度多重标引，以防检索时遗漏。关键词多放在摘要的下一行，左对齐。

5. 前言　简明扼要地说明研究的问题、研究背景（即国内外研究概况及存在的问题）和目的，给人以悬念，引人入胜。不要长篇大论，不宜使用"首次报道或发现"或"填补国内外空白"等语句。

6. 材料和方法　介绍动物的来源、性别、年龄、体重，关键性试剂和药品的规格、批号及来源，主要仪器的厂家、型号；说明分组方法，对照的设计，实验方法及过程、观察指标、结果的表达方式和统计学方法等，应具体翔实、有可行性，以便他人重复和借鉴。

7. 结果　用简洁而准确的文字、图和表展示实验结果，图的题目连同图号置于图下。表的题目连同表号置于表上。所采用的原始数据要反复核对、整理、分析，并进行统计学处理。不引证他人的资料，对结果不做解释、说明和讨论。

（1）定量资料：实验结果用数量差异表示，如血压、尿量、体温、血液生化测定值等。组间比较多采用t检验方法统计分析。

（2）定性资料：如死亡或不死亡、惊厥出现或不出现等，实验结果常用百分率表示，统计分析可采用卡方检验。

（3）分级资料：如药效的持续时间、病理程度按等级划分的资料、临床疗效按等级分组资料（痊愈、显效、好转、无效等）。常采用秩和法等非参数统计分析。

统计结果列表说明，数据表内容通常包括实验分组、给药剂量、每组动物数量、指标数据和统计结果显著性标示,必要时加图。

8. 讨论和结论　结合具体的实验结果展开讨论,总结出需要强调的要点;把实验结果和文献中的实验结果进行比较,指出实验研究的应用价值和局限性,表明后续研究的可能性。

9. 致谢和参考文献　参考文献在内文须有相对应的上标序号,并按文中出现的顺序附于文末。

著作类文献:作者姓名(限标三人,余者以"等"略,下同)、著作名、文献类型[M]、出版地、出版者、出版年。

期刊类文献:作者姓名、文章题目、文献类型[J]、期刊名、出版年份、期号、起止页码。

学位论文类:作者姓名、论文题目、文献类型[D]、就读单位地、就读单位、毕业年份。

【注意事项】

(1) 遵守实验室各项规章制度,不损坏仪器设备,爱护动物,不危害人体健康和污染环境。

(2) 设计性实验在强调其先进性和创新性的同时应注意可行性,切忌脱离现实条件。

(3) 注意尽量避免雷同,对抄袭标书者将予取消实验资格。

附:药物对二甲苯致小鼠耳部肿胀的影响

【实验目的】

制备化学药物致急性炎症的疾病模型,并给予抗炎药物治疗,观察炎症局部血管通透性的变化,分析炎症形成机制和抗炎机制。

【实验原理】

二甲苯是一种化学刺激剂,可致急性炎症,涂布小鼠耳廓有明显的致炎作用,可使小鼠耳廓肿胀,水肿后耳重增加。若药物可以抑制这种致炎剂引起的耳重增加,即可进一步了解药物的抗炎消肿机制。

【实验材料】

(一) 实验动物

昆明小鼠,雄性,4~6周龄、18~22 g。4只/实验小组。

(二) 实验器材

手术剪,直径9 mm的打孔器,1 mL注射器,天平。

(三) 实验试剂

抗炎药物(5 mg/mL氢化可的松注射液),100%二甲苯(分析纯),20%乌拉坦溶液。

【实验方法】

(一) 制备疾病模型

取体重相近小鼠4只,编号后随机分为模型组和治疗组,每组2只。

1. 模型组　腹腔注射生理盐水(0.1 mL/10 g);30分钟后腹腔注射20%乌拉坦溶液(0.1 mL/10 g),用二甲苯溶液(0.5 mL)涂于小鼠左耳前后两面;30分钟后再涂1次。

2. 治疗组　腹腔注射抗炎药物注射液(0.1 mL/10 g),30分钟后腹腔注射20%乌拉坦溶液(0.1 mL/10 g),用二甲苯溶液(0.5 mL)涂于小鼠左耳前后两面;30分钟后再涂1次。

（二）检测指标

造模1小时后将小鼠颈椎脱臼致死，沿耳廓基线剪下两耳，用9 mm直径打孔器分别在同一部打下圆周耳片，称重。耳朵肿胀度=左耳片重量-右耳片重量。

【注意事项】

各组之间小鼠耳朵的涂致炎液部位与取下的耳片部位相一致。

【实验结果】

实验分组	左耳朵的肿胀度	左耳朵的颜色及肿胀情况
模型组		
治疗组		

【实验讨论和结论】

（1）结合实验结果，分析二甲苯致小鼠耳部肿胀的发生机制。

（2）结合实验结果，分析氢化可的松的抗炎机制。

第十章　虚拟仿真实验：家兔血钾异常

【课程导入】
案例摘要：患者，女，61岁。因四肢无力、冷汗就诊。静滴氯化钾3小时后，出现心慌、四肢及口周感觉麻木、头晕恶心呕吐，急诊入院。查体：神志清，精神可，食欲佳。体温36.5℃，脉搏65次/分，呼吸20次/分，血压175/88 mmHg。既往史：有慢性肾功能不全、支气管扩张、高血压病史。心电图检查示T波高而尖，Q-T间期延长，随后出现QRS波增宽，P-R间期延长。血钾6.5 mmol/L。后经积极救治，病情有所好转。请解释患者出现上述临床表现的发生机制。

【实验目的】
（1）观察血钾浓度异常的疾病模型复制方法；血钾浓度改变对心肌电生理、酸碱平衡以及临床表现的影响。
（2）掌握血钾浓度异常的常见原因、机制及诊疗原则，理解其临床意义。

【注册安装】
（一）注册
google浏览器登录http://www.ilab-x.com/进入"国家虚拟仿真实验教学课程共享平台"，个人手机号码注册账号。
（二）实验项目
在"实验中心"选择"基础医学类"，输入"广州中医药大学"搜索"血钾浓度异常的发生机制及其对机体的影响"，点击"我要做实验"。
（三）安装
点击"客户端下载"，下载并安装；点击电脑桌面"血钾实验"图标，使用在"国家虚拟仿真实验教学课程共享平台"注册的账号和密码。

【实验方法】
（一）实验前准备
观看"虚拟实验演示"，熟悉虚拟实验操作步骤；查看"系统操作指南""操作控制"和"操作细节"，了解虚拟实验室布局和实验操作；在"实验对象库""仪器库""实验用品库"和"试剂库"中选择所需实验材料。
（二）麻醉
根据家兔重量计算3%戊巴比妥钠用量（1 mL/kg），注入兔耳缘静脉。
（三）气管插管
家兔固定在兔手术台上，颈部弯剪剪毛，纵向切开颈部皮肤，气管下穿线，Y型管插入气管结扎和固定。
（四）颈总动脉插管
分离一侧颈总动脉，穿双丝线备用。先结扎颈总动脉远心端，再用动脉夹夹闭近心端，在靠近远心端的动脉管壁上剪"V"形小口,将充满肝素的动脉插管向心脏方向插入动脉,用留置的丝线扎紧插管和动脉,放开动脉夹。

(五)膀胱插管

在耻骨联合上作一切口,暴露膀胱并移出,将膀胱上翻,在膀胱顶部血管较少的部位剪一小口,插入膀胱插管(插管接口对着输尿管开口处),将膀胱送回腹腔。用温热生理盐水纱布覆盖腹部切口。

(六)心电图

家兔左前肢、右前肢、左后肢部位用弯剪剪毛,酒精棉球脱脂,从"仪器库"选中"电脑"图标并拖到桌面,即自动连接肢体并显示;若无,考虑剪毛或脱脂未完成。

(七)血钾浓度

确保动脉夹松开,方可采集血液;将血样放置于电解质分析仪左侧吸样处,选择仪器按键"3",按"yes"进行检测。检测新血样时,需先按"yes"退回主菜单后,再按"3",重复以上操作。

(八)尿 pH

膀胱插管处取尿液,用尿液试纸测定其 pH。

(九)复制高钾血症模型及抢救

配制不同浓度(2%~3%)氯化钾注射液浓度,从耳缘静脉缓慢滴注,从而引导出不同的实验结果,判断是否复制成功疾病模型。

抢救方案选择:① 促钾离子从肾排出的药物　常用攀利尿剂如呋塞米(速尿)40~80 mg 静脉缓慢注射。② 拮抗钾离子的药物　采用5%氯化钙 5~10 mL,用葡萄糖溶液稀释后缓慢推注。如果伴有酸中毒可静滴 5%碳酸氢钠溶液。③ 促使钾离子转入细胞内的药物　葡萄糖 25 g 加胰岛素 10 U 静注 10~30 分钟。

可以选择上述治疗方案之一,或者联合应用。系统后台存有上述药物治疗随时间变化的实验数据库,学生可自行设计给药种类和用量,从而引导出不同的实验结果。

(十)复制低钾血症模型及抢救

选择禁食不禁饮 12 小时的家兔,学生设计呋塞米(10 mg/mL)的不同注射用量(10~60 mg),从而引导出不同的实验结果,判断是否复制成功疾病模型。

抢救方案选择　0.9%氯化钠注射液加 10%氯化钾缓慢静滴。系统后台存有该配比药物随时间变化的实验数据库,学生可自行设计给药时间,从而引导出不同的实验结果。

(十一)检测指标

观察家兔的心电图、血钾浓度、尿 pH 的变化(观察过程中可以快进实验进度,最大倍数 8),根据实验结果判断实验造模是否成功。未造模成功则需考虑调整方案,直至造模成功为止。

【成绩生成及查询】

(1)实验结束,点击实验空间账户名,确定网络通畅,点击实验室界面上方"上传数据"。依次点击"账户名""我的项目"和"我的成绩",即可查看成绩。

(2)评分标准:以虚拟实验平台记录的"有效操作"作为评分标准(学生可在"操作记录"中查看自己的有效操作)。每个有效操作记 1~3 分,满分为 100 分。因各小组设计方案不同或虚拟实验动物个体差异,每次实验的操作流程和操作步骤不尽相同,但线上操作评分的上限仍为 100 分。

【实验讨论和结论】

（1）如何判断低钾血症造模成功？

（2）讨论低钾血症的心电图发生变化的机制。

第十一章　虚拟实验：微循环灌流与血流动力学

【实验目的】

(1) 了解动物微循环血流动力学病理(失血性休克、过敏性休克、心源性休克)模型的复制方法。

(2) 观察休克时机体微循环的血流动力学变化。

(3) 结合实验检测指标，探讨不同类型休克的发生机制和防治原则。

【实验方法】

(一) 实验前准备

使用 IE 浏览器登录 http://192.168.158.45:8000，进入"广州中医药大学基础医学类虚拟仿真实验教学中心"(或点击桌面快捷方式"基础医学类虚拟仿真实验教学中心")，登录(账户和密码均是学号)；点击"广州中医药大学实验课程"，选择任课教师建立的虚拟实验课程，点击"微循环灌流与血流动力学实验"，参考"提示内容"进入虚拟实验操作。观看"实验视频"，学习"实验原理"，了解"实验步骤"。

(二) 失血性休克

选择"实验操作/注射器"，用鼠标将注射器拖到动脉插管处，快速放血 15 mL，观察呼吸、血压、血气和微循环灌流的变化。在实验操作栏目中选择相应的治疗措施后，观察上述指标的变化。

(三) 过敏性休克

家兔 2 周前皮下注射 20% 马血清(0.4 mL/kg)，选择"实验操作/注射过敏原(马血清)"，用鼠标将过敏原(马血清)拖到静脉插管处，观察呼吸、血压、血气和微循环灌流的变化。选择 0.01% 肾上腺素 2 mL 进行干预治疗。余同"失血性休克"。

(四) 心源性休克

选择"实验操作/手术针"，用鼠标将手术针拖到心脏区域，结扎冠状动脉。余同"失血性休克"。

【成绩生成及查询】

点击电脑屏幕左侧菜单栏中"管理/进度和成绩"，可以查询学生的实验进度和学习成绩。

【实验讨论和结论】

(1) 为什么休克患者容易发生代谢性酸中毒？其对机体有何影响？

(2) 为什么说补充血容量是防治休克的重要措施？

第十二章　虚拟实验：不同类型缺氧大鼠的观察

【实验目的】
(1) 了解不同类型缺氧(乏氧性、血液性和组织中毒性缺氧)模型的复制方法。
(2) 掌握不同类型缺氧的概念、发生机制和病理生理变化特点。

【实验方法】
(一) 实验前准备

使用 IE 浏览器登录 http://192.168.158.45:8000，进入"广州中医药大学基础医学类虚拟仿真实验教学中心"(或点击桌面快捷方式"基础医学类虚拟仿真实验教学中心")，登录(账户和密码均是学号)；点击"广州中医药大学实验课程"，选择任课教师建立的虚拟实验课程，点击"不同类型缺氧大鼠的观察"，参考"提示内容"进入虚拟实验操作。观看"实验视频"，学习"实验原理"，了解"实验步骤"。

(二) 乏氧性缺氧

选择所需实验材料，将 1 mL 针管吸取 1%肝素备用。选择"缺氧瓶"，点击"钠石灰"和"大鼠"，将大鼠装入装有钠石灰的缺氧瓶，观察大鼠的呼吸和口唇颜色。点击"测氧仪"，连接缺氧瓶后检测瓶内氧气含量，用止血钳夹闭缺氧瓶橡胶导管，记录大鼠的存活时间。点击"大鼠固定板"，将大鼠固定解剖后暴露腹主动脉与下腔静脉，将 1 mL 注射器中的肝素排出，分别抽取动脉与静脉血液各 1 mL，用橡胶塞堵塞针口，将血液送至血液分析仪检测。

(三) 血液性缺氧

选择所需实验材料，将 1 mL 针管吸取 1%肝素备用。

1. 一氧化碳中毒　点击"一氧化碳发生装置"和"大鼠"，观察大鼠的呼吸和口唇颜色。在一氧化碳发生装置中分别加入甲酸、浓硫酸后，用酒精灯加热，记录大鼠的存活时间；余同"乏氧性缺氧"。

2. 亚硝酸盐中毒　腹腔注射亚硝酸盐与生理盐水，记录大鼠的存活时间；余同"乏氧性缺氧"。

3. 亚硝酸盐中毒的治疗　腹腔注射亚硝酸盐与亚甲蓝，记录大鼠的存活时间。腹腔注射 25%乌拉坦；余同"乏氧性缺氧"。

(四) 组织中毒性缺氧

选择所需实验材料，将 1 mL 针管吸取 1%肝素备用。

1. 氰化钾中毒　腹腔注射 0.1%氰化钾和生理盐水，记录大鼠的存活时间；余同"乏氧性缺氧"。

2. 治疗　分别腹腔注射 0.1%氰化钾、3%亚硝酸盐和 50%硫代硫酸钠，记录大鼠的存活时间。腹腔注射 25%乌拉坦；余同"乏氧性缺氧"。

【成绩生成及查询】

点击电脑屏幕左侧菜单栏中"管理/进度和成绩",可以查询学生的实验进度和学习成绩。

【实验讨论和结论】

(1) 分析一氧化碳降低血红蛋白携氧能力的机制。

(2) 分析亚硝酸盐降低血红蛋白携氧能力的机制。

附录　病理生理学的理论课和实验课学时分配表

课程名称：病理生理学

课程总学时：48学时（实验总学时：14学时）

适用专业：临床医学、中西医临床医学、医学影像学、医学检验技术、中医学八年制和中医学九年制等

实验班人数：建议30人（分6个实验小组，5人/实验小组）

章节	章名	实验项目	48学时分配		实验性质
			理论学时	实验学时	
第一章	绪论		1		
第二章	疾病概论	实验性热射病	2	2	验证
第三章	水、电解质代谢紊乱	家兔血钾异常的虚拟仿真实验	2	1	虚拟仿真
	水肿	实验性急性肺水肿模型的制备和防治	1	2	综合
		实验性氯气中毒性肺水肿		选做	验证
		药物对二甲苯致小鼠耳部肿胀影响		选做	设计
第七章	缺氧	不同类型缺氧模型的制备及影响因素	2	3	综合
		不同类型缺氧大鼠的虚拟观察		1	虚拟
第八章	发热		1		
第九章	应激		2		
第十一章	细胞增殖和凋亡异常与疾病		2		
第十二章	缺血-再灌注损伤		1		
第十三章	休克	实验性失血性休克模型的建立及抢救	2	4	综合
		微循环灌流与血流动力学虚拟实验		1	虚拟
第十四章	凝血与抗凝血平衡紊乱		2		

续表

章节	章　名	实　验　项　目	48学时分配		实验性质
			理论学时	实验学时	
第十五章	心功能不全	实验性心肌梗死及早期心电图评价空气栓塞	3	选做	综合
第十六章	肺功能不全		3		
第十七章	肝功能不全	实验性肝性脑病 血-脑屏障功能检测	3	选做	验证
第十八章	肾功能不全		3		
	案例讨论		4		
合　计　48学时			34	14	

参 考 文 献

［1］何彦丽,赵婷秀.病理学实验图解［M］.3版.上海：上海科学技术出版社,2022.
［2］苏宁.基础医学整合实验（全国高等学校创新教材）［M］.2版.北京：人民卫生出版社,2021.
［3］黄玉芳.病理学实验指导［M］.北京：中国中医药出版社,2006.
［4］陈伟强,董艳芬,邢德刚.医学机能学实验［M］.3版.北京：中国医药科技出版社,2014.
［5］刘玉林,张琰,胡玉珍.基础医学动物实验技术［M］.西安：第四军医大学出版社,2008.
［6］于利,叶丽平.医学机能实验学［M］.4版.北京：科学出版社,2018.
［7］杨巧红,王明华,印明柱.轻松学习病理学［M］.武汉：湖北科学技术出版社,2018.
［8］王建枝,钱睿哲.病理生理学（国家卫生健康委员会"十三五"规划教材）［M］.9版.北京：人民卫生出版社,2019.
［9］田野.病理生理学（国家卫生健康委员会"十三五"规划教材）［M］.北京：人民卫生出版社,2020.
［10］姜宗来,凌凤东,李应义.兔心冠状动脉的解剖观察［J］.解剖学通报,1982(3)：45－50.